**Barbara Maccagno**

**Les perdus de vue dans les programmes VIH/SIDA**

AF138638

Barbara Maccagno

# Les perdus de vue dans les programmes VIH/SIDA

## Expérience de MSF au Mozambique

Éditions universitaires européennes

**Imprint**
Any brand names and product names mentioned in this book are subject to trademark, brand or patent protection and are trademarks or registered trademarks of their respective holders. The use of brand names, product names, common names, trade names, product descriptions etc. even without a particular marking in this work is in no way to be construed to mean that such names may be regarded as unrestricted in respect of trademark and brand protection legislation and could thus be used by anyone.

Cover image: www.ingimage.com

Publisher:
Éditions universitaires européennes
is a trademark of
Dodo Books Indian Ocean Ltd. and OmniScriptum S.R.L Publishing group
Str. Armeneasca 28/1, office 1, Chisinau-2012, Republic of Moldova, Europe
Printed at: see last page
**ISBN: 978-3-8417-3121-0**

# TABLES DE MATIERES

# 1 INTRODUCTION

Plus de 25 ans sont passés de la couverte du virus de l'immunodéficience humaine (VIH) et la pandémie du VIH/ SIDA reste un des défis plus grave en matière de santé publique.

Le rapport 2008 de l'ONUSIDA sur l'épidémie mondiale du SIDA affirme que, même si le pourcentage mondial de personnes vivant avec le VIH (PVVIH) s'est stabilisé depuis 2000, les dimensions de l'épidémie restent très élevées. En 2007 le nombre de nouvelles infections a été 2,7 millions, 33 millions personnes vivaient avec le VIH et 2 millions sont décèdes au cause du SIDA L'Afrique Subsaharienne abrite 67% du total des PVVIH et 75% des décès dus au SIDA (1).

Bien que, chez les enfants, le nombre annuel de nouvelles infections à VIH soit décliné depuis 2002, l'ONUSIDA estime que en 2007, 370000 d'enfants de moins de 15 ans ont été infectés par le VIH et 270000 sont morts à cause du SIDA, plus de 90% d'entre eux en Afrique subsaharienne (1).

La mise à l'échelle des soins pour les PVVIH dans les pays à ressources limitées est devenue une préoccupation internationale croissant ces dernières années L'initiative "3 millions d'ici 2005" lancée par l'OMS en 2003, visé a fournir les ARV à 3 millions des PVVIH avant la fin 2005 dans les pays en développement. Bien que l'initiative n'ait pas atteint son objectif, le traitement contre le SIDA et la couverture en ARV sont augmentés significativement (1,2).

Fin 2007, on estimait à 3 millions le nombre de personnes sous traitement antirétroviral (ART) dans les pays à faibles revenus ce qui représente une augmentation de 45% par rapport à 2006. (1)

Dans les dernières années plusieurs projets pilots ont démontré que traiter le PVVIH dans les pays á ressources limitées est faisable, efficace et efficiente (3-6).

Maintenir les patients en suivi et sous traitement ARV est une activité qui nécessite beaucoup de efforts La rétention des patients dans les programme VIH/SIDA est une question important pour le succès du programma mais cela a reçu relativement peu d'attention surtout en ce qui concerne les patients VIH + pas sous ARV (7).

Les études publiées dans les dernières années montrent que la rétention des patients dans les programmes ART en Afrique était environ de 60% à 2 ans de l'initiation du traitement Les nombre de patients perdus de vue (PDV) est la plus important cause (56%) de attrition des programmes (7).

Le taux de mortalité des patients mis sous ARV dans les pays en développement est 4 fois plus élevé comparé à ceux vivant dans les pays à haut revenu (8,9).

Dans les programmes ART africains la mortalité varie entre 12% et 87% parmi les PDV et est inversement associée au taux des PDV dans le programme(9).

Grâce á l'engagement international et à la réduction du coût des ARV, le financement n'est plus l'obstacle principal pour la mise à l'échelle de traitements ARV

Cependant la pénurie en ressources humaines est reconnue comme une barrière majeure pour progresser vers l'accès universel au traitement L'OMS estime que 57 pays font face à une crise des ressources humaines, en particulier l'Afrique Subsaharienne est confronté par les défis les plus grands avec seulement 3 % du personnel sanitaire mondial (10).

Le Mozambique est un des 10 pays le plus affecté par le VIH/SIDA dans l'Afrique Subsaharienne. La prévalence du VIH chez les adultes est augmentée de 14 % en 2002 à 16% en 2007 (11).

La réponse nationale au VIH/SIDA a commencée en 1988 par l'établissement d'un programme vertical de prévention et contrôle de la maladie au sein du Ministère de la Santé.

La disponibilité et l'utilisation ARV ont commencées en 2003. Le Mozambique est un des pays commis au doublement des ses tentatives afin de attendre le but vers l'accès universel au traitement ARV avant 2010 comme exposé dans la Déclaration Abuja en 2001 (12).

En 2006, l'intégration et la décentralisation des activités de prise en charge VIH/SIDA ont débutées dans plusieurs facilitations sanitaires du pays.

En collaboration avec le MSP, Médecins Sans Frontières-Suisse (MSF-CH) a commencé à travailler dans le VIH/ SIDA au Mozambique en 2001 dans la capitale du pays, Maputo et dans le milieu rural de Lichinga, capitale de la province de Niassa. En accord avec la stratégie du programme national VIH/SIDA, MSF-CH a supporté le MSP dans l'intégration et décentralisation des services de prise en charge des PVVIH dans les deux sites.

Cette mémoire analyse les résultats des cinq ans d'activités de MSF-CH en Mozambique sur la prise en charge des PVVIH et en particulière en ce qui concerne les nombre des PDV et des décèdes soit dans les cohortes des patients qui ne sont pas sous ARV soit dans celles des patients mis sous ARV.

De recommandations seront aussi proposées sur les potentielles stratégies à mettre en ouvre pour assurer la rétention des patients dans les programmes en garantissant une bonne qualité de soins.

## 2  CONTEXTE

### 2.1  Information général sur le Mozambique

La République du Mozambique s'étend pour 2,500 km le long de la côte Est de l'Afrique. Il est une ancienne colonie portugaise

Le pays est divisé en 11 provinces et 128 districts, la ville de Maputo a le statut de province. La majorité de la population (64%) vive en zone rural.

Malgré un haut taux de croissance économique dans les 10 dernières années, le Mozambique reste un des pays les plus pauvres dans le monde et il est classé 175ème sur 179 pays à l'indice de développement (13).

Bien que, depuis le temps d'indépendance (1975) la réduction de la pauvreté et le développement durable ont été les priorités majeures du gouvernement Mozambicain, l'incidence des phénomènes naturels défavorables (inondations, sécheresses et cyclones), la pandémie VIH, le paludisme et d'autres maladies, représentent de défis importantes pour réaliser le Millénaire pour le Développement.

Les principaux indicateurs démographiques, socioéconomiques et sanitaires sont présentés dans l'annexe 2.


## 2.2 Le système de santé au Mozambique

Le secteur de la santé au Mozambique se compose de trois niveaux: central, provincial et de district. Le niveau central est responsable de la rédaction des principales stratégies du secteur qui vont guider les à provinces dans la planification et coordination des activités qui seront implémentées par les districts La gestion des fonds est centralisée au niveau central.

Le Système National de Santé est organisé en quatre niveaux de soins. Le niveau primaire correspond aux centres de santé, le niveau secondaire est composé par les hôpitaux de district ruraux, le niveau tertiaire est composé par les hôpitaux provinciaux, le niveau quaternaire est composé de l'hôpital central, et des hôpitaux offrant des soins spécialisés (Figure 1).

**Figure 1: Organisation du Système National de Santé au Mozambique**

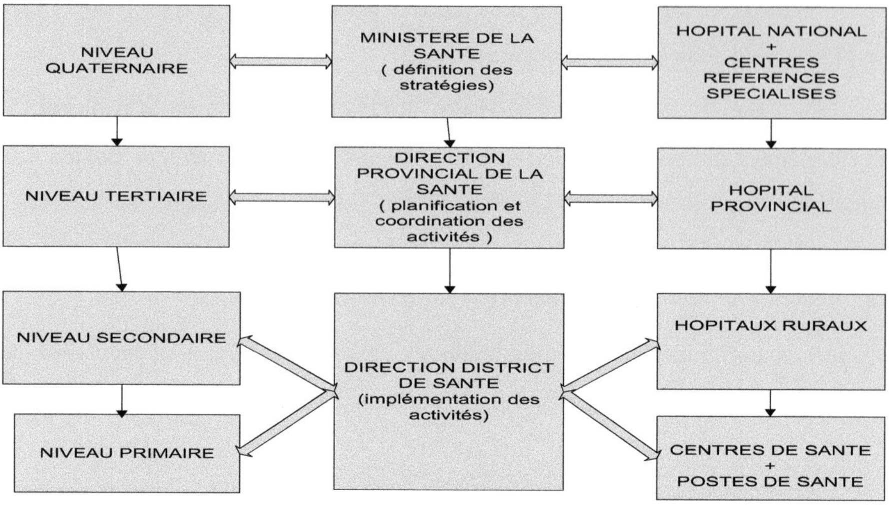

Le pays poursuit actuellement une politique de décentralisation qui vise à renforcer les provinces et les districts.

Le ministère de la Santé du Mozambique bénéficie du soutien financier d'un grand nombre de partenaires de développement internationaux. En 2007, l'aide étrangère a contribué à 70% du budget du secteur de la santé.(14). En 2000 le Mozambique a adopté une "approche multi sectorielle" (SWAP) pour le secteur de la santé visant à améliorer sa performance (15).

Les objectifs pour le secteur de la santé sont définis dans le Plan Stratégique du Secteur de la Santé (PESS 2007-2012) (16) et le Plan d'Action pour la Réduction de la Pauvreté Absolue (PARPA) (17).

Le nombre insuffisant des ressources humaines qualifiées reste un des obstacles majeures pour le secteur de la santé, (nombre des médecins/habitant: 2.6/100.000/h, nombre des infirmiers/habitant: 20/100.000 /h) (18). La répartition du personnel dans le pays n'est pas égalitaire et les régions du nord et du centre sont défavorisés.

## 2.3 L'épidémie VIH/ SIDA au Mozambique

Le premier cas d'infection par le VIH a été détecté au Mozambique en 1986 et depuis l'épidémie a continué à se propager rapidement dans le pays. La prévalence du VIH chez les adultes au Mozambique est estimée sur la base des résultats des sites sentinelles sur la surveillance auprès des consultations prénatales. La surveillance a commencé en 1988 dans un site sentinelle à Maputo, aujourd'hui un quart des 144 administratifs districts du pays possèdent des sites sentinelles.

L'enquête de séroprévalence VIH réalisée en 2007 (Figure 2) estime que 16% de la population adulte est séropositive. Il existe de grandes variations géographiques, avec une prévalence de 21% dans le Sud, 18% dans le Centre et 9% dans le Nord. Même si la prévalence nationale de 2007 maintien une courbe très similaire à celle observée en 2004 (14-16% versus 14-17%), les provinces dans le sud montrent une augmentation des taux de prévalence par rapport à la surveillance effectuée en 2004. La plus forte croissance a été noté dans la province de Gaza (25% versus 27%), dans la province de Maputo (22% versus 26%) et dans la ville de Maputo (21% versus 23%).

Par contre dans les régions centrale et du nord, la prévalence montre une tendance á la baisse (19% versus 18%) ou stable. Le taux plus bas enregistré dans les régions du nord et des provinces centrales semble refléter un plus faible mouvement de la population par rapport au sud (11).

**Figure 2: Estimation de la prévalence (%) VIH chez les adultes (15-49) (Source ONUSIDA 2008)**

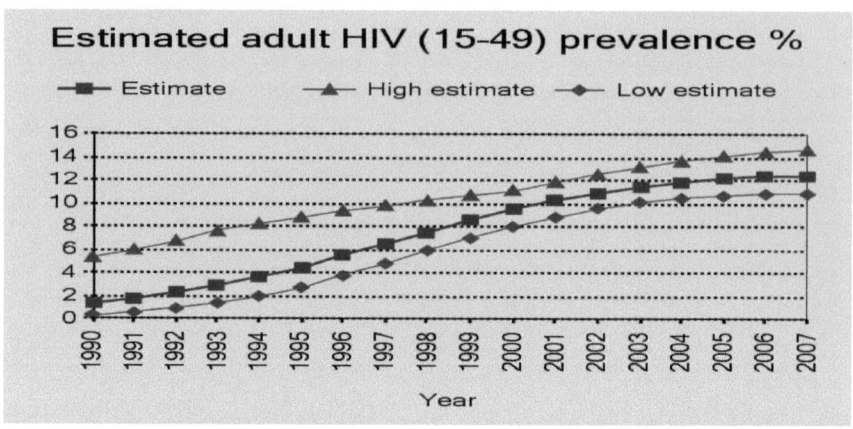

Au Mozambique, chaque jour environ 500 personnes deviennent VIH positive. La transmission verticale est responsable d'environ 18% de ces nouvelles infections Selon les données statistiques de 2002, la prévalence du VIH chez les femmes dans le groupe d'âge 15-24 ans est 2,5 fois plus élevé que chez les hommes.

Environ 1,4 million de Mozambicains vivent aujourd'hui avec le VIH. (Figure 3).

Les projections actuelles suggèrent que, en 2010, le nombre de personnes infectées devrait atteindre 1,9 millions (19).

**Figure 3: Nombre des personnes vivant avec le VHI (Source ONUSIDA 2008)**

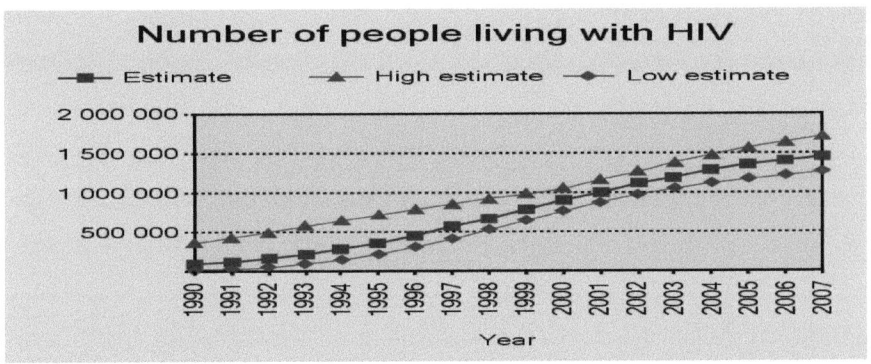

En raison de l'épidémie du VIH la proportion de malades TB infectés par le VIH continue á augmenter. Depuis 2007 la stratégie "opt-out" a été adoptée pour dépister l'infection á VIH chez les patients TB. Les données du Programme National de Lutte Contre la TB (PNLT) ont montrées qu'en 2008, 60,% des patients TB étaient co-infectés par le VIH (20).

La prévalence du VIH chez les populations les plus à risque n'est pas connu, cependant, les données de la surveillance épidémiologique de 2004 ont montré que la prévalence été plus élevée dans les corridors de transport, les zones frontalières et les grandes villes du Mozambique.

## 2.4   La réponse á l'épidémie VIH SIDA

Comme dans les autres pays de l'Afrique australe, aussi au Mozambique le VIH-SIDA est la pathologie la plus menaçante pour la santé des individus et aussi pour le développement du pays.

Le Conseil National de lutte Contre le SIDA (CNCS) créé en 1988 a été le premier organisme national de réponse à l'épidémie de VIH/SIDA. Le CNCS a eu un début prometteur d'activités, il s'agissait en fait de la première approche multisectorielle de lutte contre le SIDA.

La situation de guerre dans le pays a entraînée le déplacement des populations à la recherche de refuge dans d'autres régions du pays ou dans les pays voisins. Le conflit armé a également causé des dommages substantiels dans tous les secteurs d'activité y compris dans les infrastructures de santé. A la lumière de ces difficultés politique et économiques, la lutte contre le VIH /SIDA était considérée comme un problème mineur. C'est seulement en 2000 que le premier Plan Stratégique National de Lutte contre les IST / VIH /SIDA (PNCS I) a été élaboré. Le PNCS I, couvrant la période 2000-2002, avait comme but de réduire la progression de l'épidémie avec des stratégies axées principalement sur la prévention. Le traitement par les ARV n'était pas inclus à cause du coût trop élevé des médicaments et de la complexité de l'implémentation La disponibilité des ARV dans le pays a vu le jour en 2003 quand le MSP en collaboration avec certaines Organisations Non Gouvernementales (ONG), notamment Sant' Egidio, MSF et Health Alliance International, ont commencé à implémenter des projets pilots verticaux de prise en charge des PVVIH dans quelques structures sanitaires de la ville de Maputo.

Le PNCS II a été conçu comme un plan multisectoriel à moyen terme et couvre la période entre 2004-2009. La prévention reste un des principaux piliers de la stratégie nationale de lutte contre le VIH/SIDA. Les autres domaines principaux du plan comprennent: l'expansion de l'accès au traitement ARV; considérer la lutte contre le VIH /SIDA une urgence nationale; réduire la stigmatisation et la discrimination liées au VIH /SIDA, renforcer la capacité de planification et de coordination au niveau périphérique (21).

Bien qu'entre 2003 et 2007 il y a eu une forte augmentation du nombre de personnes bénéficiant du traitement ARV, la couverture ART estimée en 2007 était seulement de 24% (19).

**Figure 4: Nombre des personnes vivant avec le VHI (Source ONUSIDA 2008)**

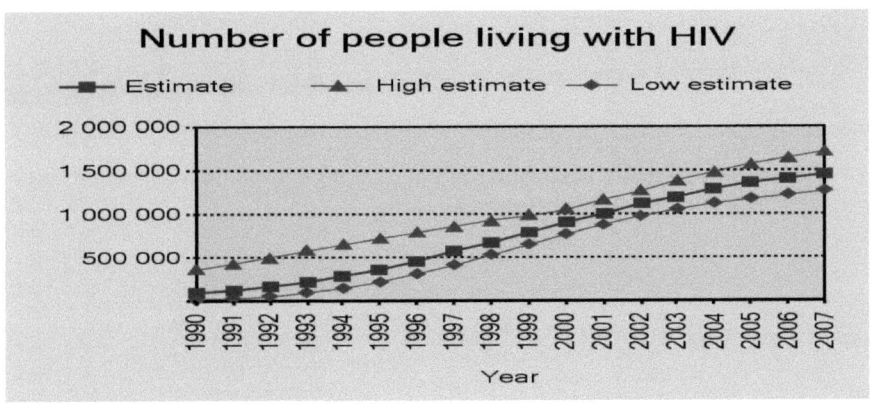

**Figure 5: Estimation de la couverture en antirétroviraux (%) (Source ONUSIDA 2008)**

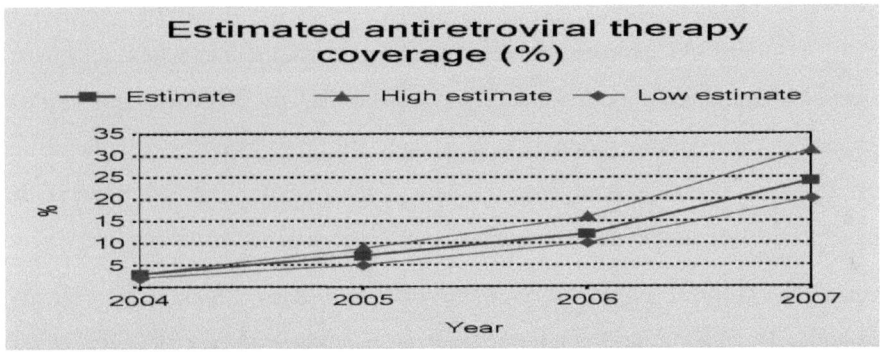

Entre 2004-2005 82% des dépenses pour le VIH/SIDA ont été couverte par les bailleurs internationaux, 16% par les fonds publique et 2% par des sources privées (14).

Les principaux bailleurs internationaux comprennent PEPFAR, DFID, le Fond Global, la Banque Mondiale et plusieurs agences de coopération bilatérale.

## 2.5 Présence MSF dans le pays

MSF a été une des premières ONG à être autorisée à travailler au Mozambique.

Depuis 2001 deux sections, MSF-CH et MSF Belgique (MSF-B), travaillent dans les domaines du VIH-SIDA. Les programmes VIH/SIDA de MSF-CH sont localisés á Maputo ville (Aire de santé de Chamanculo) et á Lichinga, capitale de la province de Niassa.

## 2.6 Les programmes VIH/ SIDA de MSF CH au Mozambique

Maputo

La ville de Maputo est divisée en 3 aires de santé : Chamanculo, Mavalane, Jose Macamo. En accord avec la Direction de la Santé de la Ville de Maputo, le projet VIH/SIDA de MSF-CH a commencé en mai 2001 dans l'aire de santé de Chamanculo qu'est un des plus peuplée de la ville et il bien servie en terme des moyens des transports publique urbains et extra urbains.

L'objectif principal du programme était d'offrir des soins médicaux adéquats, complets et gratuits aux plus grand nombre possible des PVVIH. Les deux HDD "Hospitais De Dia" (HDD) (hôpital de jour), ont été crées, dans le compound du Centre de Santé (CS) de Alto Mae et dans l'enceinte de l'hôpital général de Chamanculo Le programme de traitement par ARV a commencé en février 2003.

En raison de la présence du service de maternité dans l'hôpital général de Chamanculo, le composant Prévention Transmission Mère Enfant (PTME) et les soins pour les enfants VIH ont été menés depuis le début du programme dans un bâtiment de cet hôpital.

Les activités des soins à domicile ont été réalisées en collaboration avec des ONG locales.

Le concept de décentralisation et intégration de la prise en charge des PVVIH dans les structurais sanitaires nationales a émergé en 2005.

En 2006 la composant PTME a été intégrée dans les services Soins Maternel Infantile (SMI) des structures de santé MSP, c'est ainsi que MSF-CH a décidé d'arrêter ces activités.

Durant l'année 2008, MSF-CH en collaboration avec les autorités sanitaires locales a accentué la décentralisation des activités de diagnostic, traitements et suivi des PVVIH dans les CS de l'aire de santé de Chamanculo. L'HDD de Alto Mae est devenu un centre de référence pour les cas compliqués, bien qu'un centre de formation pour le personnel sanitaire national.

Lichinga (Province de Niassa)

La province de Niassa est divisée en 16 districts de santé. Lichinga, capitale de la province a un profile sociodémographique et économique rural. Des moyens de transports publics col lèguent la capitale aux autres districts.

L'HDD a été crée en 2002 dans le enceinte de l'hôpital provincial de Lichinga. Comme celle de Maputo, cette structure offrait au début du programme le Centre de Dépistage Volontaire (CDV), diagnostique et traitement des infections opportunistes (IO.) Le traitement par les ARV a commencé en 2003.

Les soins à domicile étaient offerts en collaboration avec des ONG locales. En parallèle, le programme de PTME a été implémenté dans les services des SMI du CS de la ville.

L'HDD était aussi le centre de formation pour les professionnels de santé travaillaient dans l'hôpital provincial et dans les districts sanitaires de la province.

Les activités des Information Education et Communication (IEC) ont été mises en ouvre pour garantir à la population un accès des informations actualisées et pertinentes et pour promouvoir les activités préventives et curatives de l' HDD.

En 2006 le MSP s'embarqué dans l'intégration et la décentralisation du programme dans tous les districts sanitaires de la province. Les activités PTME menées par MSF-CH ont été remises au MSP.

En 2007 les soins pour les PVVIH réalisés dans l'HDD ont été intégrés dans le service de consultation externe de l'hôpital. MSF-CH a continué á offrir son support technique et financier pour la réalisation des activités.

# 3 OBJECTIFS

## 3.1 Objective général

Analyser l'expérience de MSF Suisse dans la prise en charge des PVVIH au Mozambique pendant la période 2003-2008 afin de comparer les résultats entre les cohortes des patients non -ARV et sous ARV en termes de attrition dans les programmes.

## 3.2 Objectives spécifiques

Décrire la mise en place des programmes et le modèles de soins.

Analyser les résultats des cohortes des patients adultes et enfants suivis dans les sites des programme en terme des perdus de vue et décédés et évaluer les éventuelles différences entre les cohortes des patients non–ARV et celles des patients en traitement ARV.

Donner de recommandations pour améliorer la rétention des patients dans les programmes dans le contexte spécifique.

# 4 METHODOLOGIE

## 4.1 Plan d'étude

Nous avons décrit l'organisation des services de prise en charge des PVVIH et effectuée une analyse rétrospective des données de routine collectées entre 2003-2008 dans le cadre des 3 programmes VIH/SIDA de MSF-CH au Mozambique.

## 4.2 Organisation des services

Tous les sites fournissaient des soins gratuits comprenant: Centre de Dépistage Volontaire (CDV), prophylaxie et traitement des IO, traitement ARV, suivi de laboratoires, support psychosociale. Les services étaient ouverts de 7h30min á 15h 30min du lundi au vendredi.

Tous les clients dépistés VIH positive dans les CDV avaient la possibilité de bénéficier gratuitement d'une consultation médicale dans les HDD ou les CS ayant un service de prise en charge VIH/SIDA opérationnel.

Pour le projet de Maputo, l' HDD de Alto Mae était le centre de prise en charge des adultes et l'HDD de Chamanculo des enfants en ARV.

Depuis 2005, dans le cadre du processus de décentralisation et intégration le MSP a accrédité les 5 CS du district de Chamanculo à la prise en charge de PVVIH.

Ce processus s'est déroulé en 3 phases. :

Phase I (2005-2006) : prise en charge des patients séropositifs dans les centres de santé et transfert a l'hôpital de jour d'Alto Mae des patients éligibles aux ARV

Phase II: (2007) transfert et suivi des patients adultes stables sous ARV de l'hôpital de jour aux centres de santé

Phase III (2008): initiation et prescription du traitement ARV de première ligne pour les adultes au niveau des centres. Cependant les patients avec un niveau de CD 4 < 50 cellules/ml et ou avec une situation cliniques complexes été référées pour l'initiation ART aux HDD.

Depuis mi- 2007, l'HHD de Lichinga était intégré dans le service de consultations externes de l'hôpital provincial.

### 4.3 Populations cibles

Tous les PVVIVH (adultes et enfants) enregistrés dans le programme entre Janvier 2003 et Décembre 2008 Les HDD de Alto Mae et Chamanculo devaient en théorie desservir seulement la population de l'aire de santé de Chamanculo (363,666 habitants), mais en réalité aucune limitation géographique n'était fixée pour enregistrer les patients dans le programme. Par contre les CS de l'aire de santé de

Chamanculo desservaient seulement la population vivant dans l'aire de santé d'appartenance.

Pour le projet de Lichinga la population cible était celle qui vivait dans le district (135,318 habitants).

## 4.4 Enrôlement des patients et critères de mise sous traitement

Lors de la première consultation tous les nouveaux patients VIH/SIDA bénéficiaient d'un examen clinique pour déterminer le stade de l'infection á VIH (stade OMS) et d'un dosage des CD4.

Les critères d'éligibilité pour les adultes étaient les suivants: stade OMS 4 ou stade OMS 3 avec CD4 < 350 cellules/ml ou stade OMS 1/ 2 avec CD4 <200cellules/ml

Les critères d'éligibilité pour les enfants de ≤ 12mois étaient les suivants: stade OMS 3/ 4 ou pourcentage des CD4 < 20%. Pour les enfants de ≥12 mois: pourcentage des CD4 < 15.

Les protocoles ARV étaient standardisés conformément aux protocoles nationaux. Le traitement de 1ére ligne utilisé en Mozambique étaient: [D4T/3TC/NVP] ou [AZT/3TC/NVP] en combinaison à dose fixe ou [D4T+3TC] + EFV si le patient était sur traitement antituberculeux. (Annexe 3).

## 4.5 Tests de Laboratoire

Le test de laboratoire pour la numération des CD4 étaient effectué pour tous les nouveaux patients entrant dans les programmes et ensuite tous le 6 mois; le dosage de l'hémoglobine et ALAT se faisaient avant initiation des ARV et après si jugée nécessaire.

La mesure de la charge virale était effectuée seulement en as d'échec immunologique et en cas de suspicion d'un échec thérapeutique. Tous les examens de laboratoires sauf la charge virale étaient effectués dans le laboratoire de l'hôpital de référence.

## 4.6  Suivi clinique des patients

Si les patients ne présentaient pas d'indication á la ART  le suivi était fait tous le12 mois.

Pour les patients sous ARV le suivi clinique et biologique était fait le 15éme jour après la mise sous traitement, puis tous les mois pendant 3 mois et ensuite chaque 6 mois. Une quantité des comprimés suffisant à couvrir les besoins des patients pendant 2 mois et 3 jours était donnée aux patients stables sous ARV.

Les consultations cliniques étaient effectuées par des médecins, principalement en ce qui concerne l'initiation des ARV, les changements de régime et la gestion des situations cliniques complexes, tandis que les infirmiers s'occupaient du suivi des patients ordinaires selon de protocole standardisé. L'annexe 4 montre le flux des patients enregistrés dans le programme.

A partir de 2007, suivant les recommandations et protocoles standardisés par le MSP les enfants avec malnutrion modérée ont commencés á recevoir une ration mensuelle de Plumpy'nut®, Nutriset, .fournie par les MSP à traves le financement de UNICEF.

Un système de référence a été mis en place avec des hôpitaux locaux et d'autres services comme le service de tuberculose.

## 4.7  Education thérapeutique, soutien psychosocial et recherche des perdus de vue.

Trois sessions individuelles sur l'adhésion étaient fournies par les conseillers avant le commencement du traitement ARV, l'évaluation de l'adhésion au traitement était faite tous les mois pendant les 3 premiers mois de traitement ensuite tous les 6 mois. Des sessions de groupe de routine étaient également organisées. Les patients rencontrant des difficultés importantes à adhérer au traitement ou ayant des problèmes psychologiques étaient vus par le psychologue de l'équipe. Des formations spécifiques sur le conseil et éducation thérapeutique des enfants étaient réalisées par des conseillers et éducateurs infantiles, en utilisant du matériel de support adapté pour les enfants. Pour les adolescents, des groupes de discussion étaient mises en place afin des les aider á faire face aux conséquences de leur statuts.

Une collaboration avec des organisations offrant un support sociale a été mise en place afin de référer les patients qu'en avaient besoins.

Fin 2007, la stratégie de recherche active des patients sous ARV a été mise en place, les patients qui n'étaient venus à la consultation à l'heure étaient recherchés dans les 2 semaines suivantes par téléphone ou à domicile par les équipes des patients experts.

Quand les patients étaient tracés, un questionnaire standardisé à réponses fermées sur les principales raisons pour avoir manqué à la consultation était rempli.

## 4.8 Approvisionnement en médicaments et en matériel médicale

Jusqu'à fin 2005 l'approvisionnement en ARV a été assuré par MSF-CH et ensuite grâce au financement de PEPFAR, par la Central d'Achat de Médicaments et Articles Médicales (CMAM) du MSP. Certains médicaments essentiels pour les IO étaient fournis par la CMAM, les autres par MSF-CH. Cependant MSF-CH était régulièrement sollicité à intervenir afin d'éviter les ruptures de stock à cause de la faiblesse de gestion au niveau du dépôt central ou du retard de livraison.

Le matériel médical pour la collection de sang était fourni en grande partie par MSF-CH.

## 4.9 Ressources Humaines

Les HDD étaient gérés par les employés de MSF-CH, qui comprennent des médecins, des infirmiers, des conseillers, des pharmaciens et d'activistes.

Suite à la décentralisation des activités dans les structures gouvernementales de l'aire de santé de Chamanculo, MSF-CH a organisé des formations théoriques et pratiques sur la prise en charge du VIH/SIDA pour le staff paramédicale des CS.

Vu la charge de travail importantes et le nombre insuffisant du personnel au niveau des CS, une main d'œuvre supplémentaire, constituée d'infirmiers, de personnel non-spécialisé et des patients expérimentés était recrutée et formée par MSF.

A Lichinga, dans la perspective d'intégrer les activités VIH/SIDA dans le service des consultations externes de l'hôpital provinciale, MSF a négocié avec les autorités locales pour allouer certaines de leurs ressources humaines. L'intégration du staff MSP, médicale et paramédicale, était réalisée progressivement, mais MSF a dû continuer à mobiliser du personnel supplémentaire afin de garantir le suivi des patients.

Les HDD de Alto Mae et Chamanculo ont continué à être gérés par le staff MSF-CH; au niveau de l'aire de santé de Chamanculo le travaille a été partagé entre MSF-CH et le MSP bien que le staff non médicales soit constitué par des employés de MSF-CH.

A Lichinga à cause de la pénurie des ressources humaines, MSF-CH a continué à couvrir une grande partie des besoins

Le tableau 1 montre la différence du nombre du personnelle MSF-CH et MSP travaillant dans les 3 programmes en 2003 et 2008.

**Tableau 1: Nombre de ressources humaines médicales, paramédicales et non médicales travaillantes dans les 3 programmes VIH/SIDA, 2003-2008.**

| | Maputo HDD Alto Mae | | Maputo HDD Chamanculo | | Maputo CS Aire de Santé de Chamanculo | | Lichinga Hôpital Lichinga | |
|---|---|---|---|---|---|---|---|---|
| | 2003 | 2008 | 2003 | 2008 | 2006 | 2008 | 2003 | 2008 |
| MSF | 16 | 29 | 6,5 | 7,5 | 4,5 | 24 | 9,5 | 14 |
| MSP | 0 | 1 | 0 | 0 | 15 | 23 | 1 | 7 |
| Total | 16 | 30 | 6,5 | 7,5 | 19,5 | 47 | 10,5 | 21 |

## 4.10 Collecte des données

La collecte des données concernant les patients et les indicateurs des programmes était réalisée par des opérateurs de données recrutés par MSF.

Au niveau des HDD les données concernant les informations démographiques (sexe; âge, domicile, téléphone), le suivi clinique, biologique et thérapeutique (histoire de traitement; date de prescription et régime ARV; dates de la visite et prochain rendez-vous; décès; stage clinique OMS; niveau des CD4 et charge virale), étaient, par habitude rassemblés à chaque consultation sur des formulaires standardisés et entrées dans le logiciel FUCHIA mis à disposition par MSF.

Depuis début 2007, au niveau des CS de l'aire sanitaire de Chamanculo les informations étaient collectées à partir d'un carte maîtresse et du registre des consultations et ensuite rentrées dans un base des données électronique simplifiée créé par MSF.

Les cartes maîtresses, gardées au niveau des CS, étaient utilisées pour identifier et tracer les patients m'ayant pas attendus à temps à la consultation programmée.

Des rapports mensuels étaient générés tous les mois et envoyés au groupe technique provincial du programme de lutte contre le SIDA. Les rapports trimestriels, semestriels et annuels étaient utilisés par l'équipe de gestion MSF-CH pour évaluer les programmes.

## 4.11 Définitions opérationnels

Patients non ARV: patients n'aient jamais commencé les ARV.

Patient en suivi: 1) patients non ARV étaient considérés en suivi si ils avaient effectuée au mois 1 consultation dans les 6 dernières mois de l'année, 2) les patients sous ARV étaient considérés en suivi ils avaient effectué au moins 1 consultation dans les 2 dernières mois de l'année.

Perdus de vue : 1) les patients non ARV étaient considérés PDV ils n'avaient pas répondu à son rendez-vous depuis plus de 6 mois; 2) les patients sous ARV étaient considérés perdus de vue si ils n'avaient pas répondu à son rendez-vous depuis plus de 2 mois.

Transférés : patients transférés définitivement à d autres structures pour la prise en charge.

Rétention dans le programme : patients vivant en suivi + patients transférés

Attrition dans le programme: patients PDV + patients décédés

Patients stables : patients sous ARV: hommes ou femmes adultes non enceintes suivants le ART de 1ére ligne depuis 12 mois et qui ne présentent pas d'effets secondaires ou problèmes d'adhésion.

# 5 ANALYSE DES DONNEES

Analyse des indicateurs de la cohorte des patients adultes et enfants suivi à l'HDD d'Alto Mae, Chamanculo et Lichinga.

Tous les PVVIH enregistrés à partir du 1er Mars 2003 au 31 Décembre 2008 ont été inclus dans l'analyse. Sur la base des rapports mensuels générés à partir du logiciel FUCHIA, nous avons analysé les indicateurs des programmes pour les cohortes des patients adultes non ARV et les cohortes des adultes et enfants sous ARV, de 2 points de vue:

analyse de résultats des programmes de manière cumulative

analyse de l'évolution des indicateurs par année


Analyse des indicateurs cumulatifs

A fin de cette analyse on a calculé les indicateurs suivants : nombre total des patients enregistrés dans les programmes ; nombre des nouveaux patients enregistrés par année; nombre cumulative des patients en suivi, transférés, décédés et PDV à la fin de l'année.

Analyse des indicateurs par année

A fin de cette analyse on a calculé les indicateurs suivants : nombre des nouveaux patients enregistrés par année, nombre des patients en suivi à la fin de l'année, nombre des patients transférés, décédés et PDV par année. L'évolution des taux de PDV et mortalité a été calculée sur le nombre total des patients qu'étaient consultés au moins 1 fois pendant les 6 derniers mois de l'année. Pour les patients en traitement ARV on a calculé en plus aussi le nombre des nouvelles inclusions par année.

Analyse des indicateurs de la cohorte des patients adultes suivis au niveau des 5 CS de l'aire de santé de Chamanculo. Nous avons analysé l'évolution des indicateurs de façon cumulative collectés à partir du 1$^{er}$ Janvier 2007 jusqu'à le 31 Décembre 2008 parce que les informations disponibles a partir de la base de donnés simplifiée n'étaient pas suffisant pour permettre une analyse plus profonde. A fin de cette analyse on a calculé les indicateurs suivants: nombre total des patients enregistrés, nombre total des patients stables sous ARV et ayant initié les ARV au niveau des CS, nombre total des patients PDV et décédés soit stables soit ayant initié ARV au niveau des CS.

Les formules utilisées pour calculer les taux de PDV et mortalité, la rétention, l'attrition sont illustrées dans l'annexe 5.

# 6 RESULTATS

## 6.1 Cohorte totale des PVVIH enregistrées dans le programme

Entre 2003 et 2008 à l'HDD d'Alto Mae 14577 PVVIH adultes ont été enregistrés dans le programme. Le pourcentage de patients mis sous ARV est fortement augmenté passant de 8,0% en 2003 à 54,6% en 2008. A Lichinga le nombre total des PVVIH enregistrés dans la même période a été de 4140, ici aussi le pourcentage de patients mis sous ARV est augmenté de façon importante au cours des années en passant de 2,7% en 2003 à 36,3% en 2008 (Tableau 2).

**Tableau 2: Nombre total des patients adultes VIH+ (ARV et non ARV) enregistrés à l'HDD de Alto Mae et Lichinga, 2003-2008.**

| Alto Mae Maputo | 2003 | 2004 | 2005 | 2006 | 2007 | 2008 |
|---|---|---|---|---|---|---|
| Total VIH | 3783 | 7474 | 9218 | 11242 | 13273 | 14577 |
| Cohorte non ARV | 3482 | 5453 | 5930 | 6459 | 6575 | 6621 |
| Cohorte ARV | 301 | 2021 | 3288 | 4783 | 6878 | 7956 |
| % patients sous ARV | 8.0% | 27.0% | 35.7% | 42.5% | 51.8% | 54.6% |
| Lichinga | | | | | | |
| Total VIH | 478 | 1024 | 1614 | 2286 | 3231 | 4140 |
| Cohorte non ARV | 375 | 710 | 1086 | 1509 | 2196 | 2638 |
| Cohorte ARV l | 13 | 224 | 461 | 728 | 1063 | 1502 |
| % patients sous ARV | 2.7% | 21.9% | 28.6% | 31.8% | 32.9% | 36.3% |

Origine géographique des patients:

HDD Alto Mae et Chamanculo

30 % des nos patients arrivaient de l'aire de santé de Chamanculo, 36 % des autres aires de santé de la ville de Maputo, et 37 % de la province de Maputo (figure 6).

**Figure 6 : Origine géographique des patients enregistrés dans les HDD d'Alto Mae et Chamanculo, 2003-2008.**

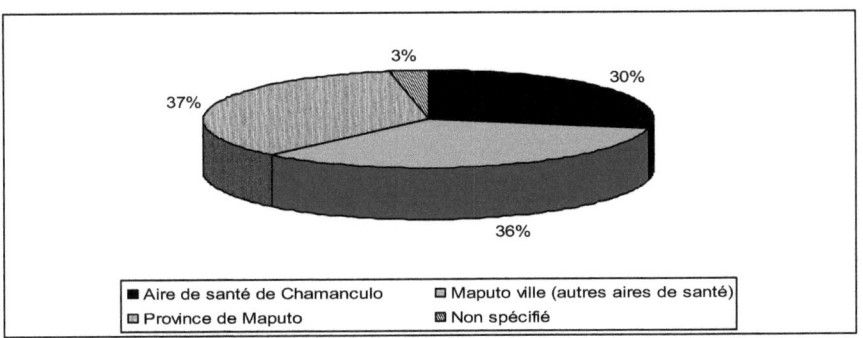

## 6.2   Cohorte des PVVIH adultes non ARV

HDD Alto Mae

Le nombre total des patients qui n'étaient pas sous ARV enregistrés dans le programme est passé de 3482 fin 2003 à 6621 fin 2008. Au total, 4983 étaient PDV, 588 étaient décédés, 486 étaient transférés et 564 étaient encore en suivi (Tableau 3).

**Tableau 3:HDD Alto Mae: Résultats du programme dans la cohorte des patients non ARV, 2003-2008**

| Année | 2003 | 2004 | 2005 | 2006 | 2007 | 2008 |
|---|---|---|---|---|---|---|
| Total PVVIH enregistrés | 3783 | 7474 | 9218 | 11242 | 13273 | 14577 |
| Total NON ARV | 3482 | 5453 | 5930 | 6459 | 6575 | 6621 |
| Enregistrés par année | 2237 | 1971 | 477 | 529 | 116 | 46 |
| En suivi (cohorte active) | 279 | 587 | 740 | 899 | 904 | 564 |
| Transférés | 84 | 187 | 226 | 250 | 267 | 486 |
| Décès | 426 | 505 | 522 | 540 | 565 | 588 |
| PDV | 2693 | 4174 | 4442 | 4770 | 4839 | 4983 |

La durée médiane de suivi était 1,0 mois [IQR 0,0-5,6] pour les PDV et 2,9 mois [IQR 0,0-5,6] pour les patients décédés; lors de leur dernière visite 64,6% des PDV et 88% des décèdes étaient en stade OMS 3 ou 4.

Le tableau 4 montre l'évolution des indicateurs du programme par année, dans la cohorte des patients non ARV entre 2003 et 2008.

Le nombre de nouvelles inclusions était très élevé dans les 2 premières années car Alto Mae était un des quatre HDD opérationnelles dans la ville de Maputo (Tableau 4). Fin 2003, 279 patients étaient en suivi à HDD, cette année 141 patients étaient décédés, 1818 étaient PDV et 68 étaient transférés (Tableau 4). Le fait que le taux des PDV et de mortalité ont commencés à diminuer à partir de 2006, pourrait s'expliquer par l'amélioration de la prise en charge des patients. La (re)-augmentation des taux de mortalité enregistrés en 2007 et 2008, pourrait être liée à une meilleure notification des évents dans la base des données tandis que l'augmentation du taux des PDV observée en 2008 pourrait être liée à la décentralisation des services de prise en charge, ayant eu les patients la possibilité de choisir de se faire suivre dans des autres sites.

**Tableau 4: HDD Alto Mae: Evolution des indicateurs du programme dans la cohorte des patients non ARV, 2003-2008**

| Année | 2003 | 2004 | 2005 | 2006 | 2007 | 2008 |
|---|---|---|---|---|---|---|
| Inclusion par année | 2237 | 1971 | 477 | 529 | 116 | 46 |
| Décès par année | 141 | 79 | 17 | 18 | 25 | 23 |
| PDV par année | 1818 | 1481 | 265 | 331 | 69 | 144 |
| Transférés par année | 68 | 103 | 39 | 24 | 17 | 219 |
| En suivi (cohorte active) | 279 | 587 | 740 | 899 | 904 | 564 |

**Figure 7: HDD Alto Mae: Evolution des taux des PDV et mortalité dans la cohorte des patients non ARV, 2003-2008**

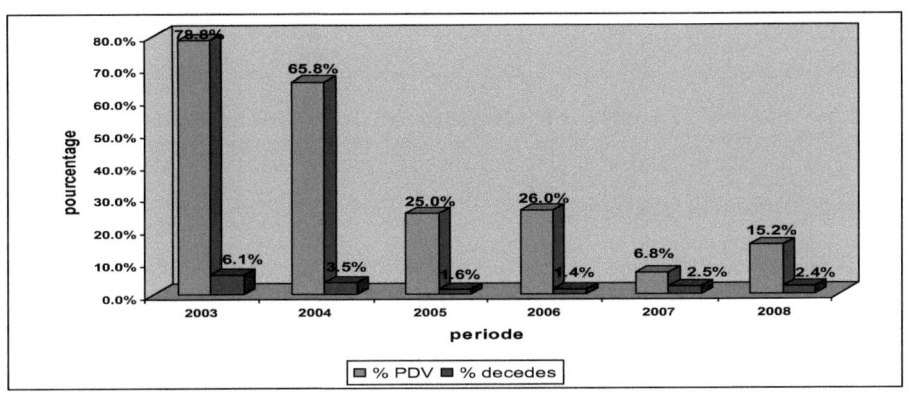

Lichinga

Le nombre total des patients non ARV enregistrés dans le programme entre 2003-2008 était 34140. Le nombre total des PDV était 1797, les décès 234, les transférés 73 et 534 étaient encore en suivi (Tableau5).

**Tableau 5: Lichinga: Résultats du programme dans le groupe des patients adultes non ARV, 2003-2008**

| Année | 2003 | 2004 | 2005 | 2006 | 2007 | 2008 |
|---|---|---|---|---|---|---|
| Total PVVIH enregistrés s | 478 | 1024 | 1614 | 2286 | 3231 | 4140 |
| Total NON ARV | 375 | 710 | 1086 | 1509 | 2196 | 2638 |
| Enregistrés par année | 283 | 335 | 376 | 423 | 687 | 442 |
| En suivi (cohorte active) | 25 | 59 | 96 | 174 | 467 | 534 |
| Transférés | 3 | 6 | 17 | 44 | 61 | 73 |
| Décès | 73 | 113 | 146 | 186 | 206 | 234 |
| PDV | 274 | 532 | 827 | 1105 | 1462 | 1797 |

29

La durée médiane de suivi était de 0,2 mois [IQR 0,0-2,7] et 1,5 mois [IQR 0,7-5,9] pour les PDV et les décédés respectivement; lors de leur dernière visite 48,8 % des PDV et 90,2% des décédés étaient en stade OMS 3ou 4.

Le nombre de nouvelles inclusions a augmenté au cours des années passant de 283 en 2003 à 687 en 2007. La réduction enregistrée en 2008 (442) pourrait être liée au début de la décentralisation des activités du programme VIH/SIDA dans les autres districts de la province. (Tableau 6).

A partir de 2006, différents stratégies étaient mises en place pour renforcer les activités de soutien psychologique, ce qui nous a permis de enregistrer une réduction importante des taux des PDV et de la mortalité à commencer de cet année.

**Tableau 6: Lichinga: Evolution des indicateurs du programme dans la cohorte des patients non ARV, 2003-2008**

| Année | 2003 | 2004 | 2005 | 2006 | 2007 | 2008 |
|---|---|---|---|---|---|---|
| Nouvelles inclusion par année | 283 | 335 | 376 | 423 | 687 | 442 |
| Décès par année | 73 | 40 | 33 | 40 | 20 | 28 |
| PDV par année | 206 | 258 | 295 | 278 | 357 | 335 |
| Transférés par année | 3 | 3 | 11 | 27 | 17 | 12 |
| En suivi (cohorte active) | 25 | 59 | 99 | 177 | 429 | 504 |

**Figure 8: Lichinga: Evolution des taux des PDV et mortalité dans la cohorte des patients non ARV, 2003-2008**

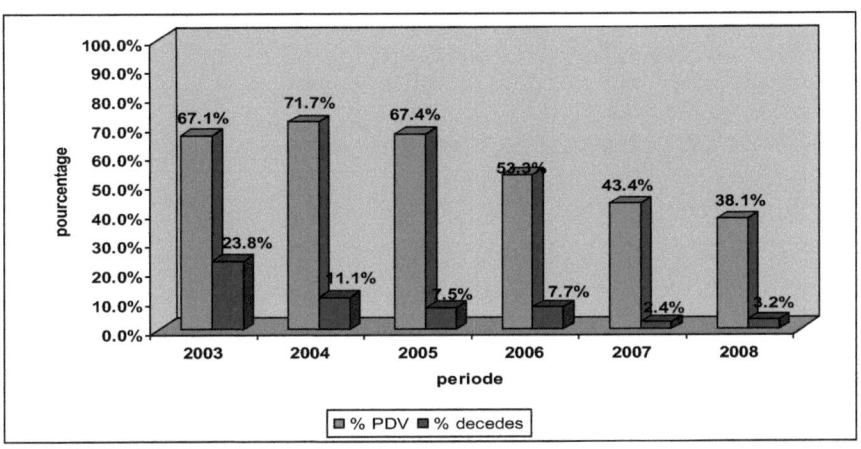

### 6.3 Cohortes des PVVIH adultes sous ARV

HDD Alto Mae

Entre 2003 et 2008, à l'HDD de Alto Mae 7956 patients étaient mis sous ARV. L'âge médiane des patients au moment de leur première visite était de 34.4 ans [IQR 29-42.3], 78.9% étaient en stade OMS 3 ou 4, 60% étaient des femmes et 12.8% avaient un IMC < 17 kg/m2. Le temps médian entre l'éligibilité et l'initiation ART était de 33 jours [IQR 16- 68].

Fin 2008, 1370 patients étaient PDV, 498 étaient décédés, 3678 étaient encore suivi dans le programme, 2410 étaient transférés. (Tableau 7)

**Tableau 7: HDD Alto Mae: Résultats du programme dans la cohorte des patients adultes sous ARV, 2003-2008.**

| Année | 2003 | 2004 | 2005 | 2006 | 2007 | 2008 |
|---|---|---|---|---|---|---|
| Total PVVIH enregistrés | 3783 | 7474 | 9218 | 11242 | 13273 | 14577 |
| Cohorte ARV (total) | 301 | 2021 | 3288 | 4783 | 6878 | 7956 |
| Nouvelles inclusion par année | 294 | 1720 | 1267 | 1495 | 2095 | 1078 |
| En suivi (cohorte active) | 114 | 780 | 1285 | 2288 | 3912 | 3678 |
| Transférés | 76 | 523 | 937 | 1092 | 1374 | 2410 |
| Décès | 59 | 165 | 198 | 235 | 336 | 498 |
| PDV | 52 | 553 | 868 | 1168 | 1256 | 1370 |

La durée médiane de suivi était de 5,2 mois [IQR1.1-14.3] et 4,0 mois [IQR 1.5-10.3] respectivement pour les PDV et les décédés.

Le nombre de nouvelles inclusions a augmenté au cours des années, passant de 301/année en 2003 à 1078/ année en 2008 atteignant le pic en 2007(2095/année) (Tableau 8). En 2007 et 2008 un grand nombre des patients stables étaient transférés pour le suivi aux CS de l'aire de santé de Chamanculo.

Les taux de mortalité et des PDV par année ont diminués au cours de la période d'étude. Une nette réduction du taux de PDV était remarquée dans les 2 dernières années (2,0% et 2.3% en 2007 et 2008 versus 17, 5% en 2003) (Figure 9).

En 2007 les stratégies de recherche active des cas qui ne se présentaient pas à la consultation à l'heure étaient mises en place, ce qui nous a permis de connaitre avec plus de précision les statuts vitaux des patients PDV et de réduire le nombre de PDV. Le tableau 8 montre l'évolution des indicateurs du programme par année dans la cohorte des patients ARV entre 2003 et 2008.

**Tableau 8: HDD Alto Mae: Evolution des indicateurs du programme dans la cohorte des patients sous ARV, 2003-2008.**

| Année | 2003 | 2004 | 2005 | 2006 | 2007 | 2008 |
|---|---|---|---|---|---|---|
| Initiation ARV par année | 301 | 1720 | 1267 | 1495 | 2095 | 1078 |
| Décès par année | 59 | 106 | 33 | 37 | 101 | 162 |
| PDV par année | 53 | 501 | 315 | 300 | 88 | 114 |
| Transférés par année | 76 | 447 | 414 | 155 | 282 | 1036 |
| En suivi (cohorte active) | 114 | 780 | 1285 | 2288 | 3912 | 3678 |

**Figure 9:HDD: Alto Mae Evolution des taux des PDV et mortalité dans la cohorte des patients sous ARV, 2003-2008.**

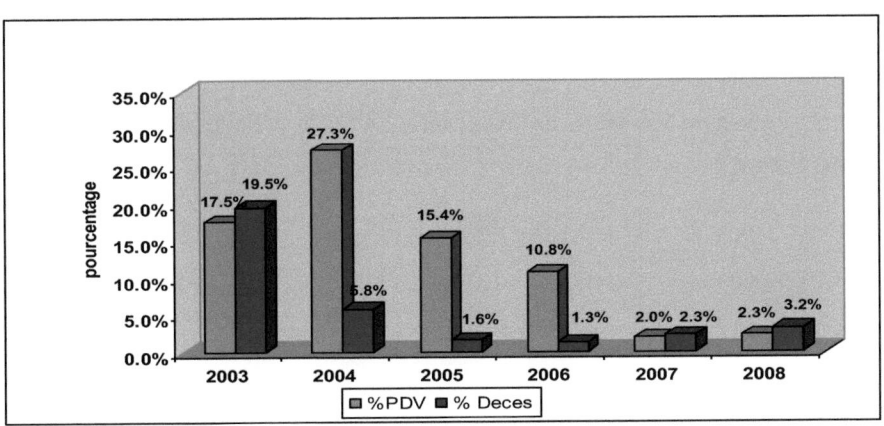

En ce qui concerne la recherche active des cas, en 2008, 629 (62,1%) des patients défaillants ou PDV étaient recherchés; 62,1% parmi eux ont été retracés, 37,9% n'étaient pas retrouvés à cause de l'adresse erronée dans le registre. Des patients retranchés, 55,5% sont retournés a l'HDD, 15.1% étaient décédés, 29,5% ne y sont pas revenus. Des 424 patients qui n'étaient pas tracés, 52,6% sont retournée spontanément á l'HDD. Les entretiens menés chez les patients tracés ont montrés que les principales raisons évoquées pour avoir manqué à la consultation étaient:

être en voyage pour de raison de travaille (41,9%)

problèmes de santés majeures (c.à.d. IO graves, effets collatéraux du traitement, hospitalisation) (27,9%)

avoir oublié la date de rendez vous (17,1%).


Lichinga

Entre 2003 et 2008, 1500 patients ont commencé les ARV. L'âge médian des patients au moment de leur première visite était de 34 ans [IQR 28,1-40,3], 79,4% étaient en stade OMS 3 ou 4, 57,3% étaient des femmes et 15,2% avaient un IMC < 17 kg/m2. Le temps médian entre éligibilité et initiation ART était de11 jours [IQR 4-36].

Fin 2008, 974 patients était encore en suivi, 150 étaient transférés, 191étaient décédés, 187 étaient PDV (Tableau 9).

**Tableau 9: Lichinga: Résultats du programme dans la cohorte des patients sous ARV, 2003-2008.**

| Année | 2003 | 2004 | 2005 | 2006 | 2007 | 2008 |
|---|---|---|---|---|---|---|
| Total PVVIH enregistrés | 478 | 1024 | 1614 | 2286 | 3231 | 4140 |
| Cohorte ARV total | 13 | 224 | 461 | 728 | 1063 | 1502 |
| Nouvelles inclusion par année | 13 | 211 | 237 | 267 | 335 | 439 |
| En suivi (cohorte active) | 8 | 182 | 349 | 503 | 665 | 974 |
| Transférés | 3 | 6 | 14 | 41 | 113 | 150 |
| Décès | 0 | 28 | 68 | 116 | 144 | 191 |
| PDV | 2 | 8 | 30 | 68 | 141 | 187 |

La durée médiane de suivi pour les patients PDV était de 4,0 mois [IQR 0,7-14,5] et de 4,0 mois [IQR 1,5- 11] pour les décédés.

Le nombre grandissant des PDV a été reconnu comme un problème important et fin 2007, un système de recherche active des cas défaillants a été mise en place, ce qui nous a permis de réduire le pourcentage des PDV en 2008. Le taux de PDV a été baissé jusqu' à 4,2% en 2008 versus 11, 6 % en 2003 et 8,8% en 2007.

Le taux de mortalité est resté élevé jusqu'en 2006. La réduction du taux de mortalité en 2007 était accompagnée par un taux plutôt élevé des PDV (8,8%) tandis qu'en 2008 une réduction de tous les deux taux était enregistrée (Figure 10).

**Tableau 10: Lichinga: Evolution des indicateurs du programme dans la cohorte des patients sous ARV, 2003-2008.**

| Année | 2003 | 2004 | 2005 | 2006 | 2007 | 2008 |
|---|---|---|---|---|---|---|
| Initiation ARV par année | 13 | 211 | 237 | 267 | 335 | 439 |
| Décès par année | 0 | 28 | 40 | 48 | 28 | 47 |
| PDV par année | 0 | 28 | 22 | 38 | 73 | 46 |
| Transférés par année | 3 | 3 | 8 | 27 | 72 | 37 |
| En suivi (cohorte active) | 8 | 182 | 349 | 503 | 661 | 972 |

**Figure 10: Lichinga: Evolution des taux des PDV et mortalité dans la cohorte des patients sous ARV, 2003- 2008**

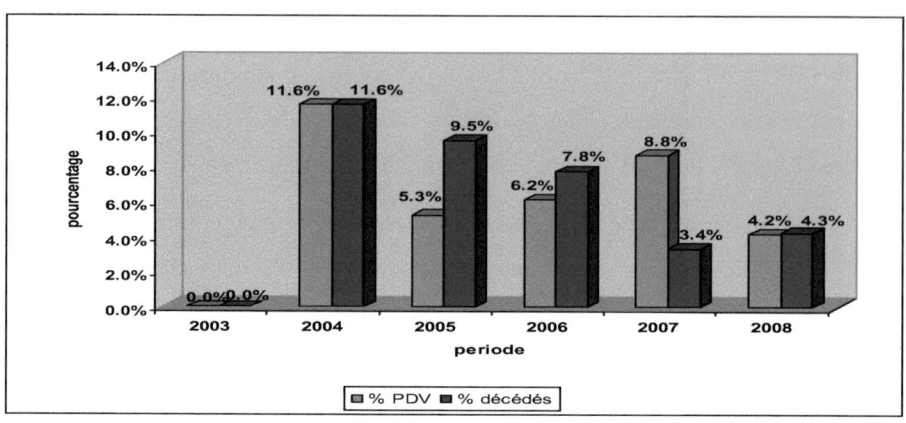

En ce qui concerne le système de la recherche active des cas PDV ou défaillants nous avons mis en place le même système de recherche active de cas que nous avons à Maputo. En 2008, des 119 patients recherchés, 38 (31,9%) sont retournées á la consultation 6 (5%) étaient décédés s et 3 (2,5%) transférés. A la différence de Maputo, la plus part des patients ayant abandonnés avaient de problèmes d'adhésions au traitement ou ils étaient référés pour avoir eu soit un' aggravation des symptômes soit qu'ils ont préféré s'adresser aux tradipraticiens.

**6.4 Cohorte des Enfants sous ARV**

HDD Chamanculo

Du début du projet jusqu'à fin 2008, 504 enfants ont été mis sous ARV. Le pourcentage des enfants de <5 ans était 47 % et 71.5% étaient en stade OMS 3 ou 4. Pour les enfants de >12 mois le temps médian entre éligibilité et initiation ART était de 26 jours [IQR 5-11,3].

Fin 2008, 14 enfants étaient PDV, 7 décédés, 11 transférés et 472 encore en suivi. (Tableau11)

**Tableau 11: HDD Chamanculo: Resultats du programee dans la cohorte des enfants sous ARV, 2003-2008.**

| Année | 2003 | 2004 | 2005 | 2006 | 2007 | 2008 |
|---|---|---|---|---|---|---|
| Total PVVIH enregistrés | 8 | 106 | 155 | 213 | 292 | 707 |
| Cohorte ARV (total) | 8 | 106 | 155 | 213 | 292 | 504 |
| Nouvelles inclusion par année | 8 | 98 | 49 | 58 | 79 | 212 |
| En suivi (cohorte active) | 8 | 94 | 138 | 191 | 270 | 472 |
| Transférés | 0 | 1 | 2 | 3 | 7 | 11 |
| Décès | 0 | 0 | 1 | 3 | 3 | 7 |
| PDV | 0 | 11 | 14 | 16 | 12 | 14 |

Le temps médian de suivi était de 6,8 mois [IQR 0-14,6] et de 25,3 mois [IQR 16,3-34,0] pour les PDV et décédés respectivement. Le tableau 12 montre l'évolution des indicateurs du programme par année et la figure 11 l'évolution des taux de PDV et mortalité entre 2003 et 2008.

A l'exception de la première année, les taux de PDV et mortalité sont restés bas au cours de toute la période.

**Tableau 12 : HDD Chamanculo: Evolution des indicateurs du programme dans la cohorte des enfants sous ARV, 2003-2008.**

| Année | 2003 | 2004 | 2005 | 2006 | 2007 | 2008 |
|---|---|---|---|---|---|---|
| Initiation ARV par année | 8 | 98 | 49 | 58 | 79 | 212 |
| Décès par année | 0 | 0 | 1 | 2 | 0 | 4 |
| PDV par année | 0 | 11 | 3 | 2 | 0 | 2 |
| Transférés par année | 0 | 1 | 1 | 1 | 4 | 4 |
| En suivi (cohorte active) | 8 | 94 | 138 | 191 | 270 | 472 |

**Figure 11:HDD Chamanculo: Evolution des taux des PDV et mortalité dans le groupe des enfants sous ARV, 2003-2008.**

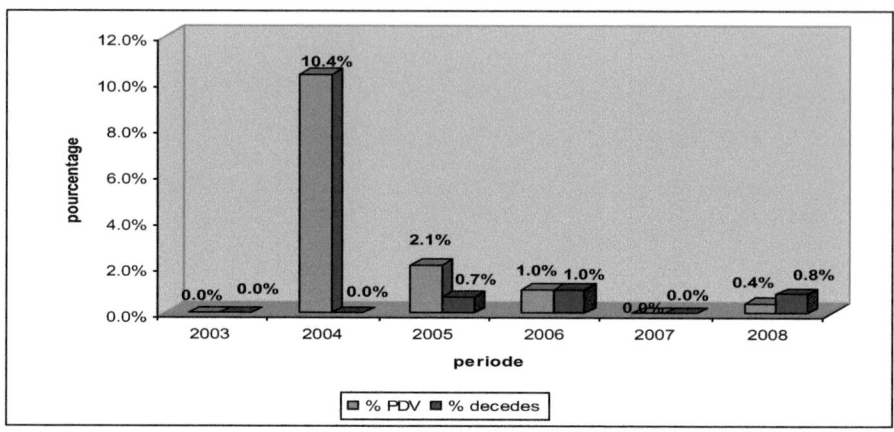

Avec le système de recherche active des cas, 8 enfants parmi les 14 PDV étaient tracés et sont retournés à la clinique, 3 étaient tracés mais ils ne sont pas retournées et 3 avaient fourni un contact erroné.

Lichinga enfants sous ARV

Entre 2003-2008, le nombre total des enfants qu'étaient mis sous ARV était de 129. Le pourcentage de des enfants de < 5 ans était 52 % et 83% étaient en stade OMS 3 ou 4 au moment de l'initiation ART. Pour les enfants de > 12 mois le temps médian entre éligibilité et initiation ART était de 15 jours [IQR 6-47].

Fin 2008, 11 enfants étaient PDV, 18 décédés, 12 transférés et 88 encore en suivi (Tableau 13).

**Tableau 13: Lichinga: Résultats du programme dans la cohorte des enfants sous ARV, 2003-2008**

| Année | 2003 | 2004 | 2005 | 2006 | 2007 | 2008 |
|---|---|---|---|---|---|---|
| Total PVVIH enregistrés | 0 | 7 | 36 | 86 | 172 | 301 |
| Cohorte ARV (total) | 0 | 7 | 29 | 50 | 86 | 129 |
| Nouvelles inclusions par année | 0 | 7 | 22 | 21 | 36 | 43 |
| En suivi (cohorte active) | 0 | 3 | 16 | 28 | 53 | 88 |
| Transférés | 0 | 0 | 3 | 5 | 8 | 12 |
| Décès | 0 | 3 | 7 | 10 | 16 | 18 |
| PDV | 0 | 1 | 3 | 7 | 9 | 11 |

Le nombre nouvelles initiation est augmentée progressivement pendait la période d'étude en passant de 7 inclusion /année en 2004 à 43 en 2008 (Tableau 14).

Le taux des PDV a diminué, passant de 14.3% en 2004 à 4.1 % en 2008. (Figure 12)

A partir de 2007, les enfants avec malnutrition sévère ou modérée ont commencé à recevoir un support nutritionnel thérapeutique et le pédiatre de l'hôpital formé sur la prise en charge des enfants VIH+ a commencé à suivre les patients.

Dans la période qui a suivi, le taux de mortalité a nettement diminué passant de 6.5% en 2007 á 2,0% en 2008. (Figure 12)

**Tableau 14:Lichinga: Evolution des indicateurs du programme dans la cohorte des enfants sous ARV, 2003-2008.**

| Année | 2003 | 2004 | 2005 | 2006 | 2007 | 2008 |
|---|---|---|---|---|---|---|
| Initiation ARV par année | 0 | 7 | 22 | 21 | 36 | 43 |
| Décès par année | 0 | 3 | 4 | 3 | 4 | 2 |
| PDV par année | 0 | 1 | 2 | 4 | 2 | 4 |
| Transférés par année | 0 | 0 | 3 | 2 | 3 | 4 |
| En suivi (cohorte active) | 0 | 3 | 16 | 28 | 53 | 88 |

**Figure 12 Lichinga Evolution des taux des PDV et mortalité dans la cohorte des enfants sous ARV, 2003-2008.**

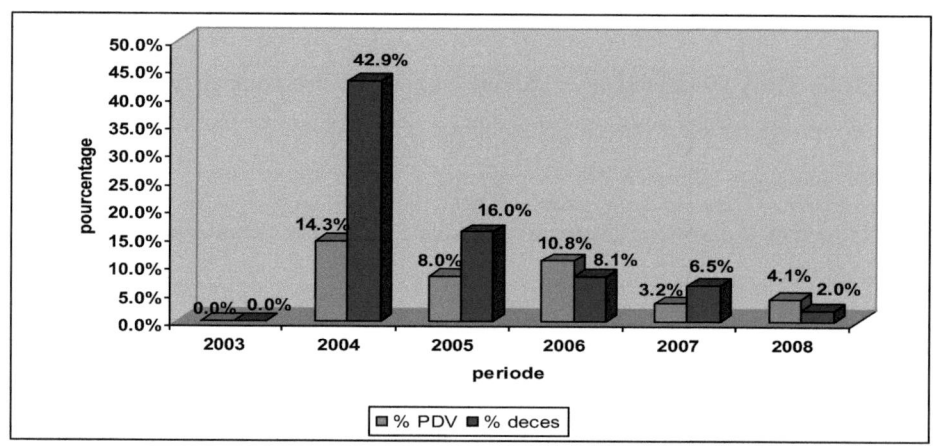

### 6.5 Décentralisation Aire de Santé de Chamanculo

Cohorte des PVVIH adultes non ARV et ARV

Entre début 2006 et fin 2008, 18912 PVVIH étaient enregistrés dans les 5 CS du district de Chamanculo.

**Tableau 15: Aire de Santé de Chamanculo: Nombre total des PVVIH enregistrés par CS entre 2006-2008.**

| CS | Alto Mae | Chamanculo | Xipamanine | Porto | Maxaquene | Total |
|---|---|---|---|---|---|---|
| Total PVVIH enregistrés | 6718 | 6193 | 3244 | 1584 | 1173 | 18912 |

Fin 2008 le nombre total des patients sous ARV était de 3525 (19%); la majorité entre eux (1947), étaient des patients stables transférés de l'HDD. En 2008 les CS étaient autorisés par le MSP à initier les ARV pour les patients éligibles. En 2008 le nombre total de patients ayant commencés les ARV au niveau de CS était de1578.

Fin 2008 2,1 % des patients stables sous ARV et 2,0% des nouveaux cas étaient PDV, 0,3% des patients stables sous ARV et 2,5% de nouveaux cas étaient décédés.

**Tableau 16: Résultats des indicateurs du programme dans la cohorte des patients enregistrés dans le 5 CS de l'aire de santé de Chamanculo, 2006-2008.**

| | PVVIH enregistrés | Patients stables sous ARV | Patients ayant initiés ARV | Patients PDV | | Patients Décédés | |
|---|---|---|---|---|---|---|---|
| | | | | stable | initiation | stable | initiation |
| 2007 | 9679 | 931 | 0 | 28 | 0 | 0 | 0 |
| 2008 | 9233 | 1016 | 1578 | 12 | 31 | 6 | 39 |
| Total | 18912 | 1947 | 1578 | 40 (2.1%) | 31(2.0%) | 6 (0.3%) | 39 (2.5%) |

# 7  DISCUSSION

Cette analyse reflète les conditions réelles des programmes VIH/ SIDA dans un pays à ressources limitées et à prévalence VIH élevée.

En 5 ans d'activités le nombre total des PVVIH adultes enregistrés dans les 3 programmes VIH/SIDA était 37629. Les évolutions des indicateurs des programme ont été analysés séparément dans la cohorte non ARV et ARV.

A partir de la base des données utilisée, on arrive à connaitre le nombre des nouveaux patients enregistrés dans les programmes annuellement et combien des cas ont été mis sous ARV par année, mais on peu pas faire un comparaison entre les différents années car la durée de suivi n'est pas la même pour tous les patients inclus dans le programme en chaque année.

L'analyse des nombres et des taux cumulatifs, qui étaient utilisés pour le monitoring de routine, illustre les tendances des indicateurs des programmes, tandis que l'analyse des indicateurs et des taux annuelle des PDV et de la mortalité nous a permis de faire une comparaison plus appropriée entre les différentes années.

L'utilisation de la carte maitresse et les rapports statistiques mensuels permettaient d'identifier rapidement et de contacter les patients défaillants ou PDV.

La limitation de cette étude réside dans le fait que l'analyse a été faite sur des données collectées de façon routinière rétrospectif à partir des dossiers des patients enregistrés dans les programmes. Il est donc très probable que des sous notifications des événements tel que les décès, la date des consultations, les transferts, soient arrivés.

La rétention des patients dans les programmes reste un défi pour le pays comme le Mozambique qui a une haute prévalence VIH et des ressources limitées.

Patients non ARV

Dans l'esprit de mettre à l'échelle la disponibilité des ARV et de mettre sous traitement le plus grande nombre possible des cas en besoin, on s'est concentré surtout sur les patients ayant besoin de traitement tandis que les patients au stade clinique moins avancé et/ou pas éligibles aux ARV étaient perdus de vue, surtout dans les premières années des programmes, à une fréquence très élevé (75,3% á Alto Mae et 68,1% á Lichinga).

Les protocoles utilisés dans les programmes pour les PVVIH non éligibles aux ARV prévoient un suivi biologique et clinique des cas tous les 6- 2 mois, ce qui il nous ressemble pertinent du moment que ces patients n'ont pas des signes cliniques majeurs ni une immunodépression importante. Il faut quand même considérer que généralement les patients asymptomatiques sont moins motivés à être complaints au suivi clinique et normalement ils retournent à la consultation quand la maladie est devenue symptomatique. Cependant dans notre cas presque la moitié des PDV étaient en stade OMS 3 ou 4 et ils avaient eu une durée médiane de suivi courte, ce qui laisse supposer qu'après leur dernière visite ils sont décédés ou ils avaient cherché des soins ailleurs.

Dans les 2 premières années des programmes, trouver des soins dans des autres sites était très difficile, car les structures offrant des soins pour les PVVIH n'étaient pas nombreuses. Par contre à partir de 2005 et 2006 suite à la décentralisation du programme VIH/SIDA, trouver des sites alternatifs pour se faire soigner, était devenu moins compliqué.

On peu soupçonner que les raisons qu'ont amené les patients à chercher des soins ailleurs comprennent: le long temps d'attente avant de être consultés aux HDD, l'impression d'être pas bien pris en charge, n'avoir pas bien compris les informations passées par le staff ou se sentir stigmatisés dans la structure de prise en charge.

Du moment que la prise en charge était gratuite et que l'accessibilité géographique aux HDD était facile, le facteur économique peut-être exclus comme raison pour abandonner le programme.

Les réductions des taux annuels des PDV enregistrés à partir de 2005 dans la cohorte des patients non ARV peuvent être un reflex de l'amélioration des les compétences du personnelle en matière de support psychologique et des activités de IEC organisée dans les structures de prise en charge et au niveau communautaire dans le district de Lichinga.

En ce qui concerne la recherche active des cas la priorité était donnée aux PDV parmi les patients sous ARV car ces patients étaient à plus haut risque de mourir.

La littérature rapporte que la médiane de survie (sans ARV) chez les patients atteints de SIDA en Afrique est de moins de 1 année.(22) Dans nos programmes, la courte durée médiane de suivi des patients sans ARV (2,9 mois á Alto Mae et 1,5 mois á Lichinga), indique que le décès était survenu dans les 3 premières mois depuis l'enrôlement dans le programme. Il n'est pas surprenant que lors de la dernière consultation la majorité d'entre eux ont été classés au stade OMS 3 ou 4.

Les principaux facteurs contribuant a ce phénomène sont liées au retard dans la détection des cas au niveau des structures sanitaires, á la recherche tardive des soins de la parte des patients pour manque de connaissances ou au délai dans l'initiation des ARV. Toutefois ce dernier élément ne ressemble pas être le cas pour nos programmes car le temps médian entre éligibilité et initiation de l'ART était ≤1 mois.

Patients sous ARV

Les taux de rétention (≥75%) enregistrés dans nos projets pour les cohortes des patients sous ARV concordent avec les résultats montrés par d'autres études sur les cohortes ART dans les pays á ressources limitées (7,9,23).

Dans la cohorte des patients de Alto Mae le nombre des PDV était responsable de 73 % de l'attrition et à Lichinga de 49,4%, ce qui concorde autres études en les pays en développement qui ont démontrés comme la principale cause d'attrition dans le programme ART est le nombre des PDV suivi par celui des décès. Le nombre élevé des PDV sous ARV enregistré à l'HDD de Alto Mae pendant les premières années du projet a été probablement surestimé car la véritable issue pour ces patients n'était pas connue. Certains patients classés comme PDV pouvaient être décédés ou avoir cherché les soins dans d'autres structures.

Les pertes de suivi pourraient aussi refléter une mauvaise adhésion des patients au traitement.

La durée médiane de suivi pour les pour les PDV que nous avons observé dans nos programmes [5,2 mois à Alto Mae et 4,0 mois à Lichinga] était similaire à celle rapportée par des études menées au Malawi et en Afrique du Sud.(24,25). Les 6 premiers mois de thérapie sont crucial pour le succès à long terme de la ART; optimiser l'adhésion au traitement a partir des premières mois de thérapie est un facteur important pour assurer une bonne réponse clinique et immunologique à long terme (26).

Le renforcement des activités d'éducation thérapeutiques, la création des groupes de support pour les patients menés par les pairs et la mise en place du système de suivi 'fast track' pour les patients stabilisés en attente d'être décentralisés ont contribué à améliorer nos résultats. Le système de recherche active précoce des patients défaillants, nous a permis d'avoir des informations plus fiables sur le nombre réel des décès et de réduire le taux des PDV.

Différentes études ont rapporté que parmi les diverses raisons qu'amènent les patients sous ARV à abandonner le traitement, la façon inadéquate utilisée par le staff pour passer les informations aux patients joue un rôle important.(27-29). Dans notre analyse les raisons principales pour avoir manqué à la consultation étaient être en voyage pour raison de travail, ce qui laisse soupçonner que les patients étaient en bonne santé, ou avoir oublié la date des rendez-vous ou être malade. Si le patient décide d'arrêter le traitement en conséquence d'une amélioration symptomatique, ou à cause des effets secondaires, cela signifie que le patient n'a pas compris la nature chronique de sa maladie ou il n'était pas informé correctement sur les effets secondaires qui peuvent survenir. Cela peut refléter une carence dans la communication entre le personnel et les patients où l'utilisation d'un langage pas adapté au niveau de compréhension des malades.

Dans le programme de Lichinga même si le taux des PDV a baissé dans la dernière année, il est resté plus élevé qu'à Maputo (4.2% versus 2,3%). Pour expliquer cette différence, il est important de tenir en considération les facteurs sociodémographiques liés au contexte rural du site. Le niveau d'éducation de la population, la forte stigmatisation liée au VIH, l'absence de réseaux de soutien au niveau communautaires, les croyances traditionnelles et le fort pouvoir des tradipraticien au sein de la communauté ont eu surement un impact significatif sur les résultats observés

Pour ce qui concerne le taux de mortalité, celui enregistré chez les patients sous ARV suivis à l'HDD de Alto Mae (3%) est comparable à celui rapporté par d'autres programmes ART en Afrique.(9,30) Du moment que le caractéristiques clinique et biologiques de base des patients étaient les mêmes dans les 2 projets, le taux de mortalité plus élevée enregistrée dans le projet de Lichinga pourrait être lié à une plus faible qualité de soins offerts aux patients. Le taux élevé de mortalité peut avoir aussi miné la réputation du service chez les bénéficières.

La mortalité précoce est une caractéristique constante des programmes ART dans les pays en développement.(8,30) Le temps médian de suivi observé dans nos cohortes chez les décédés, indique que les patients meurent dans les 3-4 premiers mois après le début des ARV. Cette mortalité précoce reflets le fait que la pluparts des patients ont commencé le traitement á un stade clinique avancé avec une immunodépression profonde.

Les résultats observés dans la cohorte des enfants sous ARV suivis á l' HDD de Chamanculo sont encourageant et correspondent aux résultats décrits par d'autres études conduits dans des pays á ressources limitées (31-33).

Un analyse réalisée antérieurement sur la cohorte des enfants sous ARV suivi dans notre programme de Chamanculo, on avait remarqué une bonne réponse immunologique avec une progressive augmentation du pourcentage et du nombre de CD4 par rapport aux valeurs de base (gain médian de CD4% + 11,1 à 6 mois pour les enfants < 5 ans, gain médian du nombre de CD4 + 175,5 à 6 mois pour les enfants > de 5 ans).

Le fait d'avoir crée une unité de prise en charge spécifique pour les enfants et d'avoir formés du personnel paramédical et non médicale "ad hoc" sur la prise en charge clinique et psychologique des enfants et de leurs parents, accompagné par l'amélioration clinique immédiate des enfants, peut avoir convaincu les parents sur l'efficacité du traitement et l'importance d'un suivi médical régulier.

Dans le programme de Lichinga, en ce qui concerne le taux de PDV chez les enfants on peut appliquer les mêmes considérations énoncées pour la cohorte des adultes. Le taux élevé de mortalité notifié chez les enfants peut être expliqué par le plus haut nombre d'enfants <5 ans en stade clinique avancé. Cependant l'intégration des activités de PTME dans les services SMI et le dépistage dans les services de consultations pédiatriques des CS pourraient élargir l'accès à un diagnostique précoce des nouveau-nés des mères séropositives et à un suivi plus actif des enfants à risque.

Pour ce qui concerne la décentralisation, les études menées dans les pays en développement ont démontrés que la prise en charge décentralisée des PVVIH a travers la standardisation des protocoles et un suivi clinique et biologique simplifié est faisable et peut aider á décongestionner les structures de références submergées par l'afflux des nouveaux patients (34, 35). La rétention des patients dans les programmes est meilleure quand les soins sont décentralisés à niveau des structures sanitaires ayant de plus petites cohortes des patients en traitement à suivre (9).

Les résultats que nous avons obtenus en termes de suivi au niveau des CS á 2 ans du début du programme sont encourageants. La simplification du suivi clinique et biologique des patients et le transfert des certaines tâches normalement pratiquées par le staff médicale et paramédicale au personne non-médical accompagnés par des activités de formation et supervisons régulières ont été des étapes indispensables mais efficaces.

Néanmoins il faut considérer que le suivi décentralisé a été proposé d'abord aux patientes stabilisés avec une bonne évolution clinique et que l'initiation à la ART a été faite seulement pour les patients, qui bien que éligibles aux ARV, ne présentaient pas des symptômes cliniques compliquées. Pour autant il est encore tôt pour tirer des conclusions sur la qualité du suivi.

La délégation des tâches a été la principale stratégie utilisée pour faire face à la pénurie des ressources humaines. Plusieurs études menées dans le pays où le personnel sanitaire fait défaut ont utilisé cette approche avec des résultats satisfaisants (34,35). L'utilisation, des conseillers pour les activités de testing et dépistage, du personnel à la pair pour préparer et soutenir les patients dans l'adhésion au traitement était associés à une meilleure performance de programme ART (36-40) Notre analyse confirme ces résultats et supporte l'importance de l'utilisation du personnel non médicale et l'implication des PVVIH dans les activités de la prise en charge des patients sidéens, surtout en ce qui concerne l'éducation thérapeutique et le soutien émotionnelle. Cette stratégie nous a permis d'avoir un système de suivi centré sur les patients et de rapprocher les programmes des bénéficiaires et qui à contribué à améliorer la rétention des patients dans les programmes ART.

Étant donné la pénurie de ressources humaines, les besoins en formation et supervision du staff paramédicale MSP à qui des de nouvelles fonctions ont été transférées, les besoins en matière de soins cliniques pour la gestion des cas complexes, le recrutement et mis à disposition de la part de MSF de staff supplémentaire était essentielle.

Notre analyse documente aussi les défis qui se profilent pour garantir la continuité et la qualité des soins dans un pays ou l'expansion des programmes ART est devenue très rapidement. Le MSP a évalué la décentralisation des soins pour le PVVIH indispensable non seulement pour décongestionner les structures de référence, mais aussi pour garantir l'accès au traitement des patients vivants dans es zones plus reculées du pays. Toute fois cette expansion n'a pas été accompagnée par des stratégies efficaces en termes de recrutement et formation de personnel, planification de commande de médicaments, gestion des stocks, développement d'un système de collecte des indicateurs des programmes. Un article publié recenment sur la décentralisation du programme ART dans la province de Tete au Mozambique, a illustré que la décentralisation massive et rapide des patients a déstabilisé au cours de la première année les structures de santé de niveau primaire générant en conséquence un taux plutôt élevé des PDV (41).

A la lumière de notre étude, il reste pourtant nécessaire de chercher un équilibre entre l'ambition d'arriver à l'accès universel aux ARV et la réalité sur le terrain.

# 8 CONCLUSION

Avoir un système de collecte des donnes systématique  qu'il permet d'avoir des indicateurs de base pour comparer année par année les résultats obtenus dans le programme, est un outil fondamental pour guider les managers des programme à planifier, modifier et adapter les stratégies afin d'améliorer la performance du programme et la qualité de soins.

L'utilisation de cartes maîtresses dans le centre de CS a été très utile pour identifier et rechercher  rapidement les patients défaillants.

Le problème des PDV parmi les patients non éligibles aux ARV n'était pas tenu en considération et adressé de manière appropriée Le grand nombre de patients perdus de vu avant l'initiation des ARV a amenée à des occasions manquées de sauver de vie. Développer des stratégies pour prévenir les pertes de vue au lieu de rechercher les patients sera plus efficace et efficient.

Cependant, vu le nombre croissant des PVVIH ; la mise en ouvre d'un suivi clinique plus strict et d'un système de recherche active des PDV parmi les patients non ARV n'est pas envisageable.

L'utilisation des patients experts à effectuer les activités de soutien psychologique, éducation thérapeutique et la recherche active de cas a contribuée de façon important à réduire le taux des PDV parmi les patients ARV.

La prise en charge des enfants a donné des résultats promettant dans le programme de Chamanculo, mais une prise en charge plus précoce reste impérative pour réduire le taux de mortalité chez les enfants de $\leq 12$ mois. L'intégration du suivi des enfants nés de mère VIH positive dans les services SMI, pourra contribuer au dépistage précoce des enfants à risque.

La prise en charge décentralisée des patients a donné, jusqu'à présent, des résultats encourageants Cependant le nombre grandissant des patients ayant besoins des ARV risquent de congestionner les structures périphériques ou le personnel médical fait défaut.

Il sera pourtant nécessaire de développer des stratégies alternatives et innovatrices afin de garantir l'accès au traitement et maintenir de soins de qualité.

# 9 RECCOMENDATIONS

Utiliser les cartes maitraisse dans tous le CS habilités à la prise en charge des PVVIH pour faciliter l'indentification et contact des patients qui ne se présentent plus á la consultation.

Renforcer le system d'échange d'information entre les centres de traitement pour assurer une correcte notification des cas transférés et la continuité des soins .

Donner plus d'importance aux problèmes des PDV parmi les patients non ARV et mettre en ouvre des activités pour prévenir et réduire ce phénomène (par exemple réaliser des séances IEC pour améliorer les connaissances de la population et de PVVIH sur la maladie, promouvoir, l'adhésion au suivi clinique et la prévention, au niveau communautaires, dans des lieux de travaille ou de recréation et dans les écoles).

Pour élargir les programmes ART et garantir des soins de qualité, le suivi des patients stables sous ARV devront être fait à un niveau encore plus décentralisé avec l'implication de la communauté et des PVVIH. Cette stratégie permettra d'une partie au personnel plus expérimentés des CS d'avoir le temps nécessaire pour s'occuper des cas complexes et de l'autre partie pourra contribuer à améliorer les résultats en terme de rétention des patients dans le programme, à réduire la stigmatisation au sein des communautés et identifier plus précocement les personnes malades.

Le traitement doit être adapté le plus possible à la vie du patient et la participation des PVVIH formés à l'éducation thérapeutique et le soutien psychologique représentent une valeur ajoutée à promouvoir "l'empowerement" du patient.

Des études qualitatives sur les raisons qui mènent les patients à abandonner le programme sont aussi nécessaires pour améliorer la rétention des patients.

Une collaboration constructive avec les tradipraticiens ne doit pas être négligée vu le fort pouvoir qu'ils ont au sein des communautés.

Le rôle des ONG autant que partenaires du MSP et de mis en ouvre des stratégies innovatrices pour les programmes reste d'actualité, toutefois une attention particulière devrait être gardée pour éviter que le soutien au MSP crée une dépendance a long terme.

# ANNEXE

## Annexe 1: Carte du Mozambique

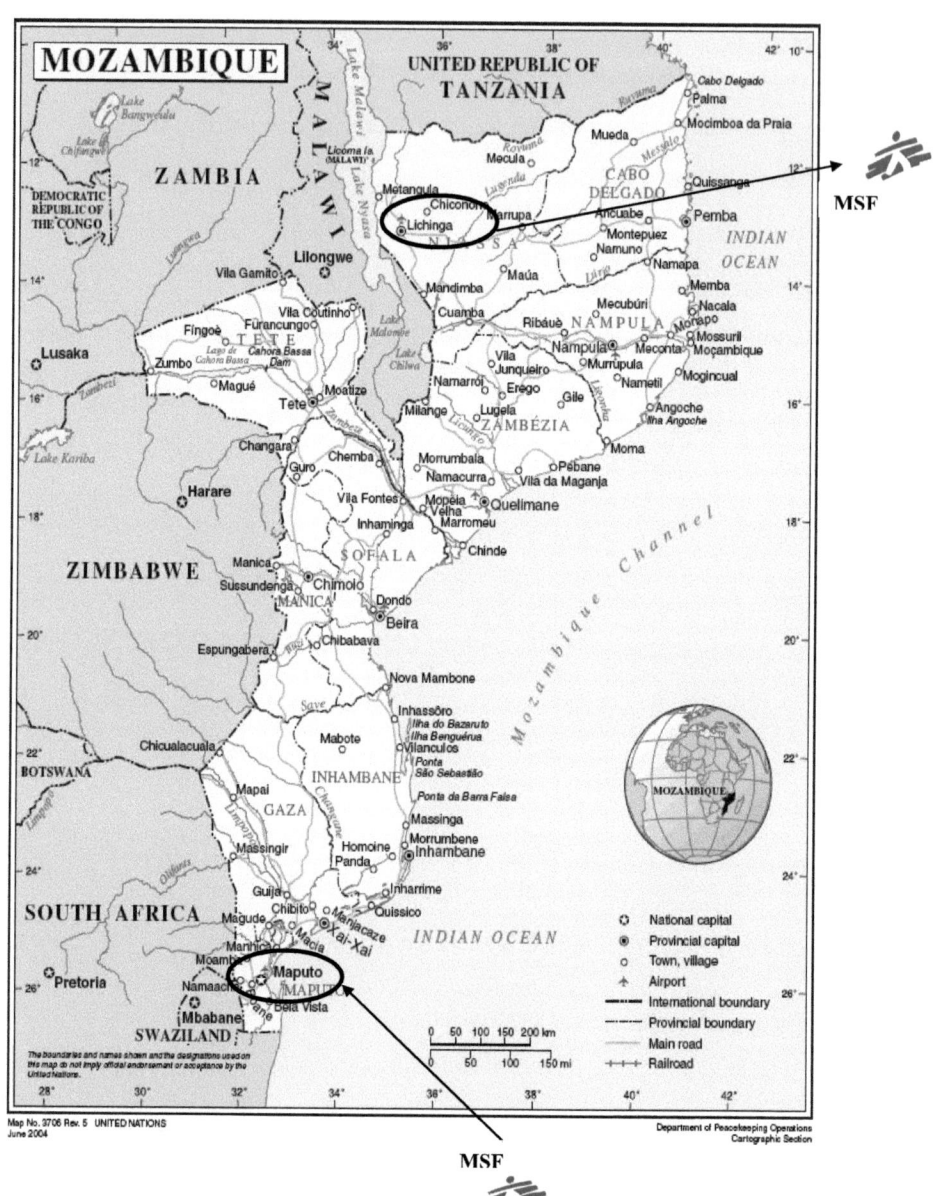

**Annexe 2: Principaux indicateurs nationaux (Source Instituto natcional de estatistica, Mozambique, 2009)**

Indicateurs démographiques

Population: 20 530 714 habitants

Taux de croissance: 1,8%

% population en zone urbain: 36

Taux brut de natalité (nombre de naissances vivantes pour 1000 h): 40, 1

Taux brut de mortalité (nombre de décès pour 1000 h); 19,8

Taux de mortalité maternelle (pour 100 000 naissances vivantes); 520

Esperance de vie á la naissance: 47,9 ans

Taux de mortalité des moins de 5 ans (pour 1000 naissances vivantes) : 140

Indicateurs socio-économiques

PIB per capita: US$ 450.8

Population au-dessous du seuil de pauvreté: 45%

Taux d'alphabétisation: 46%

Indicateurs de santé

Accès aux services de santé: 40-60%

Médecin/habitant: 2.6/100.000/h (OMS standard: 20/100.000 h)

Infirmier/habitant: 20/100.000 /h (OMS standard: 100/ 100,000 h)

Prévalence VIH : 16.%

## Annexe 3: Protocoles ARV utilisés dans les programmes

| Schéma thérapeutique de première ligne |
| --- |
| Adultes et enfants |
| [D4T/3TC/NVP] |
| ou |
| [AZT/3TC] + NVP |
| Si co-infection avec TB |
| [D4T/3TC] + EFV |
| ou |
| [AZT/3TC] + EFV |

| Schéma thérapeutique de deuxième ligne |
| --- |
| Adultes |
| AZT + DDI + LPV-r |
| ou |
| TDF +3TC+ LPV |
| Enfants |
| ABC+DDI+LPV-r |
| ou |
| TDF+ 3TC+ ( AZT)+ LPV-r |

## Annexe 4: Flux des patients

# FLUX DES PATIENTS

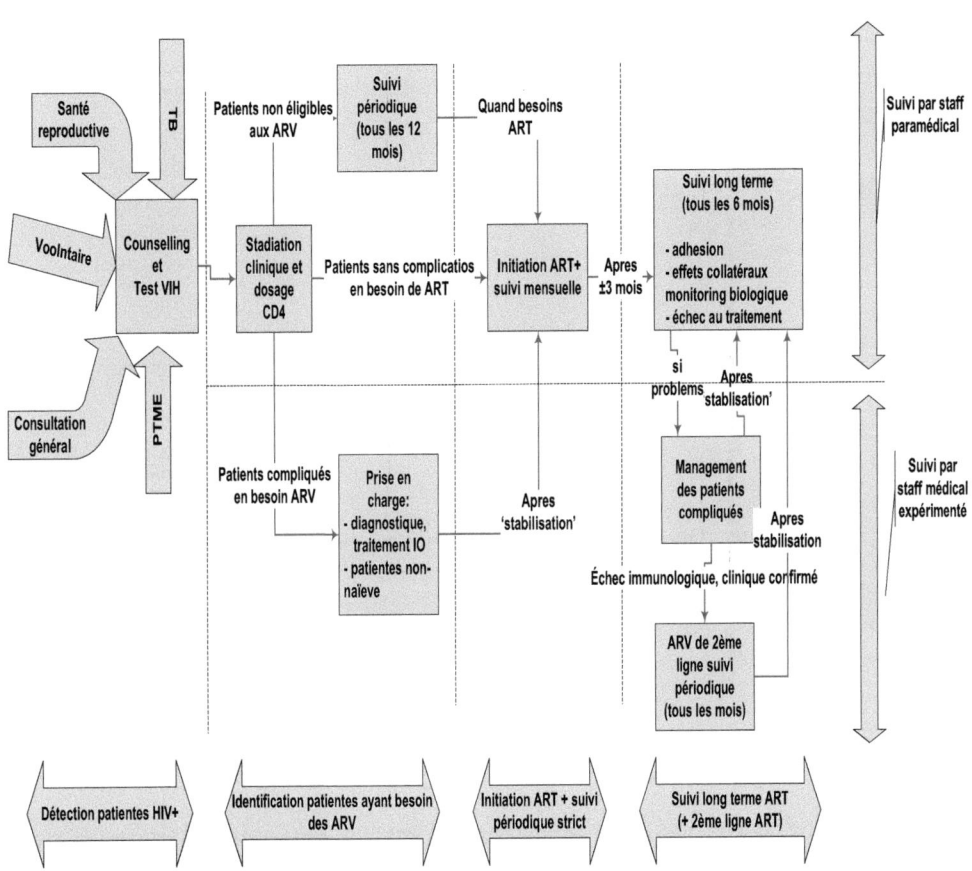

**Annexe 5: Formules utilisées dans l'analyse des données**

**Rétention**: Transfères + en suivi/ Nombre total de patients enregistrés dans le programme

**Attrition**: Décès + PDV/ Nombre to total de patients enregistrés dans le programme

**Taux de PDV**: PDV par année/(PDV+ décès + transférés) par année + en suivi

**Taux de mortalité** : Décès par année / (PDV+décès+transférés) par année + en suivi

# REFERENCES

(1)     UNAIDS. Report on the global HIV/AIDS epidemic 2008. UNAIDS, editor. 2008. Geneva, UNAIDS.

Ref Type: Report

(2)     WHO, Progress on global access to HIV Antiretroviral Therapy. A Report on 3 by 5 and beyond. World Health Organization, editor. 2006. Geneva, World Health Organization.

Ref Type: Report

(3)     Calmy A, Pinoges L, Szumilin E, Zachariah R, Ford N, Ferradini L. Generic fixed-dose combination antiretroviral treatment in resource-poor settings: multicentric observational cohort. AIDS 2006; 20(8):1163-1169.

(4)     Bedelu M, Ford N, Hilderbrand K, Reuter H. Implementing antiretroviral therapy in rural communities: the Lusikisiki model of decentralized HIV/AIDS care. J Infect Dis 2007; 196 Suppl 3:S464-S468.

(5)     Toure S, Kouadio B, Seyler C, Traore M, koury-Dogbo N, Duvignac J et al. Rapid scaling-up of antiretroviral therapy in 10,000 adults in Cote d'Ivoire: 2-year outcomes and determinants. AIDS 2008; 22(7):873-882.

(6)     Coetzee D, Hildebrand K, Boulle A, Maartens G, Louis F, Labatala V et al. Outcomes after two years of providing antiretroviral treatment in Khayelitsha, South Africa. AIDS 2004; 18(6):887-895.

(7)     Rosen S, Fox MP, Gill CJ. Patient retention in antiretroviral therapy programs in sub-Saharan Africa: a systematic review. PLoS Med 2007; 4(10):e298.

(8)     Braitstein P, Brinkhof MW, Dabis F, Schechter M, Boulle A, Miotti P et al. Mortality of HIV-1-infected patients in the first year of antiretroviral therapy: comparison between low-income and high-income countries. Lancet 2006; 367(9513):817-824.

(9)     Brinkhof MW, Pujades-Rodriguez M, Egger M. Mortality of patients lost to follow-up in antiretroviral treatment programmes in resource-limited settings: systematic review and meta-analysis. PLoS One 2009; 4(6):e5790.

(10)    WHO. Taking stock: Health worker shortages and the response to AIDS. World Health Organization, editor. http://www.who.int/hiv/toronto2006/takingstockttr.pdf . 2006. Geneva.
Ref Type: Electronic Citation

(11)    Direcao nacional de Assistencia Medica Programma Nacional de controle das ITS/HIV/SIDA. Relatorio sobre a revisao dos dados de vigilancia epidemiologica do HIV. Ronda 2007. Ministerio De Saude de Mozambique, editor. 1-2-2008. Maputo.
Ref Type: Report

(12)    United Nations. Declaration of Commitment on HIV/AIDS.United Nations General Assembly.Special Session on HIV/AIDS.25-27Junho 2001.  27-6-2001.
Ref Type: Report

(13)    UNDP. The Human Development Report, Mozambique.  2008. 15-5-2009.
Ref Type: Report

(14)    WHO. Health System in Mozambique:Partners in Health Development. 2009.
Ref Type: Report

(15)   Ministere de la Santé de Mozambique et co-operating partenaires. Terme de reference pour le secteur de l'echelle Approach ( SWAp) de la sante.   2007. Maputo.

Ref Type: Report

(16)   Minesterio da Saude. Ministerio da Saude, Replublica de Mocambique, Plano Estrategico do sector saude 2007-2012.

Ref Type: Report

(17)   Gouvernament of Mozambique. Action Plan for Reduction Absolutely Poverty 2006-2009.  1-5-2006.

Ref Type: Report

(18)   WHO. Le rapport sur la sante dans le monde-2006. Travailler ensemble pour la sante. 2006. Geneva, WHO.

Ref Type: Report

(19)   UNAIDS Mozambique.  Mozambique  epidemiological  fact  sheet. UNAIDS, editor.  2008. Maputo, 2009.

Ref Type: Report

(20)   Ministerio da Saude, Programa Nacional de Controlo da Tuberculose. Balanco do plano economico e social de Janeiro a Dezembro 2008.  Maputo

Ref Type: Report

(21)   CNCS.  Plano Estrategico Nacional de Combate ao HIV/SIDA (PEN 2005-2009), Conselho de Ministros.Republica de Mocambique., 2004

Ref Type: Report

(22)   Kallings LO. The first postmodern pandemic: 25 years of HIV/ AIDS. J Intern Med 2008; 263(3):218-243.

(23)   Brinkhof MW, Dabis F, Myer L, Bangsberg DR, Boulle A, Nash D et al. Early loss of HIV-infected patients on potent antiretroviral therapy programmes in lower-income countries. Bull World Health Organ 2008; 86(7):559-567.

(24)   Ferradini L, Jeannin A, Pinoges L, Izopet J, Odhiambo D, Mankhambo L et al. Scaling up of highly active antiretroviral therapy in a rural district of Malawi: an effectiveness assessment. Lancet 2006; 367(9519):1335-1342.

(25)   Boulle A, Bock P, Osler M, Cohen K, Channing L, Hilderbrand K et al. Antiretroviral therapy and early mortality in South Africa. Bull World Health Organ 2008; 86(9):678-687.

(26)   Carrieri MP, Raffi F, Lewden C, Sobel A, Michelet C, Cailleton V et al. Impact of early versus late adherence to highly active antiretroviral therapy on immuno-virological response: a 3-year follow-up study. Antivir Ther 2003; 8(6):585-594.

(27)   Bangsberg DR. Monitoring adherence to HIV antiretroviral therapy in routine clinical practice: The past, the present, and the future. AIDS Behav 2006; 10(3):249-251.

(28)   Stenson AL, Charalambous S, Dwadwa T, Pemba L, Du Toit JD, Baggaley R et al. Evaluation of antiretroviral therapy (ART)-related counselling in a workplace-based ART implementation programme, South Africa. AIDS Care 2005; 17(8):949-957.

(29)   Unge C, Johansson A, Zachariah R, Some D, Van E, I, Ekstrom AM. Reasons for unsatisfactory acceptance of antiretroviral treatment in the urban Kibera slum, Kenya. AIDS Care 2008; 20(2):146-149.

(30)   Zachariah R, Harries K, Moses M, Manzi M, Line A, Mwagomba B et al. Very early mortality in patients starting antiretroviral treatment at primary health centres in rural Malawi. Trop Med Int Health 2009.

(31) Reddi A, Leeper SC, Grobler AC, Geddes R, France KH, Dorse GL et al. Preliminary outcomes of a paediatric highly active antiretroviral therapy cohort from KwaZulu-Natal, South Africa. BMC Pediatr 2007; 7:13.

(32) Bolton-Moore C, Mubiana-Mbewe M, Cantrell RA, Chintu N, Stringer EM, Chi BH et al. Clinical outcomes and CD4 cell response in children receiving antiretroviral therapy at primary health care facilities in Zambia. JAMA 2007; 298(16):1888-1899.

(33) Van Griensven J, De Naeyer L, Uwera J, Asiimwe A, Gazille C, Reid T. Success with antiretroviral treatment for children in Kigali, Rwanda: experience with health center/nurse-based care. BMC Pediatr 2008; 8:39.

(34) Lowrance DW, Makombe S, Harries AD, Shiraishi RW, Hochgesang M, berle-Grasse J et al. A public health approach to rapid scale-up of antiretroviral treatment in Malawi during 2004-2006. J Acquir Immune Defic Syndr 2008; 49(3):287-293.

(35) Harries AD, Gomani P, Teck R, de Teck OA, Bakali E, Zachariah R et al. Monitoring the response to antiretroviral therapy in resource-poor settings: the Malawi model. Trans R Soc Trop Med Hyg 2004; 98(12):695-701.

(36) Coetzee D, Boulle A, Hildebrand K, Asselman V, van CG, Goemaere E. Promoting adherence to antiretroviral therapy: the experience from a primary care setting in Khayelitsha, South Africa. AIDS 2004; 18 Suppl 3:S27-S31.

(37) Zachariah R, Ford N, Philips M, Lynch S, Massaquoi M, Janssens V et al. Task shifting in HIV/AIDS: opportunities, challenges and proposed actions for sub-Saharan Africa. Trans R Soc Trop Med Hyg 2008.

(38) Torpey KE, Kabaso ME, Mutale LN, Kamanga MK, Mwango AJ, Simpungwe J et al. Adherence support workers: a way to address human resource constraints in antiretroviral treatment programs in the public health setting in Zambia. PLoS One 2008; 3(5):e2204.

(439) Zachariah R, Teck R, Buhendwa L, Fitzerland M, Labana S, Chinji C et al. Community support is associated with better antiretroviral treatment outcomes in a resource-limited rural district in Malawi. Trans R Soc Trop Med Hyg 2007; 101(1):79-84.

(40) Sanjana P, Torpey K, Schwarzwalder A, Simumba C, Kasonde P, Nyirenda L et al. Task-shifting HIV counselling and testing services in Zambia: the role of lay counsellors. Hum Resour Health 2009; 7:44.

(41) Decroo T, Panunzi I, das DC, Maldonado F, Biot M, Ford N et al. Lessons learned during down referral of antiretroviral treatment in Tete, Mozambique. J Int AIDS Soc 2009; 12(1):6.

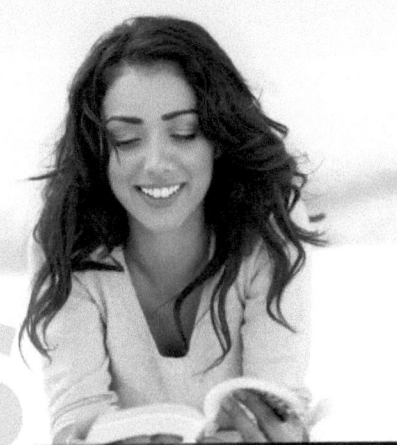

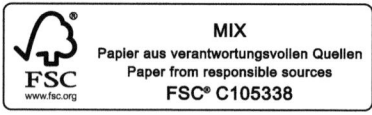